L'IMMUNITÉ

PAR LES

VACCINS CHIMIQUES

PRÉVENTION DE LA RAGE

PAR LE

VACCIN TANACÉTIQUE OU LE CHLORAL

PAR

LE Dr H. PEYRAUD

(DE LIBOURNE)

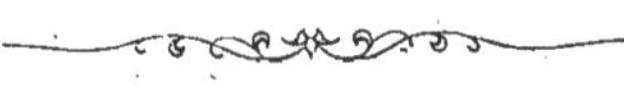

PARIS

G. MASSON, ÉDITEUR

LIBRAIRE DE L'ACADÉMIE DE MÉDECINE

120, BOULEVARD SAINT-GERMAIN, 120

1888

A LA MÉMOIRE

DE MON REGRETTÉ MAITRE ET AMI

LE PROFESSEUR VULPIAN

ANCIEN SECRÉTAIRE PERPÉTUEL DE L'ACADÉMIE DES SCIENCES

L'IMMUNITÉ

PAR LES

VACCINS CHIMIQUES

PRÉVENTION DE LA RAGE

PAR LE

VACCIN TANACÉTIQUE OU LE CHLORAL

PAR

LE Dr H. PEYRAUD

(DE LIBOURNE)

PARIS

G. MASSON, ÉDITEUR

LIBRAIRE DE L'ACADÉMIE DE MÉDECINE

120, BOULEVARD SAINT-GERMAIN, 120

—

1888

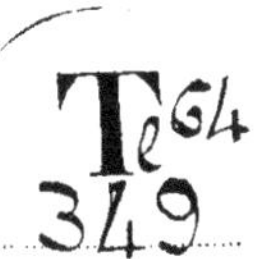

A MON MAITRE ET AMI

LE PROFESSEUR ORÉ (DE BORDEAUX)

MEMBRE CORRESPONDANT DE L'ACADÉMIE DE MÉDECINE

Cher maître, c'est la méthode que vous m'avez enseignée que j'ai suivie dans mes recherches. C'est dire assez la part que vous avez prise à ma découverte.

A MONSIEUR LE PROFESSEUR

BROWN-SÉQUARD

MEMBRE DE L'INSTITUT

Hommage respectueux et reconnaissance.

A MON AMI

LE PROFESSEUR HAYEM

MEMBRE DE L'ACADÉMIE DE MÉDECINE

A MONSIEUR PASTEUR

SECRÉTAIRE PERPÉTUEL DE L'ACADÉMIE DES SCIENCES,
MEMBRE DE L'ACADÉMIE FRANÇAISE.

Monsieur et très illustre Maitre,

Si je dédie ces quelques recherches sur la Rage, fruit de seize années d'études, à la mémoire de mon ancien maître, notre ami commun, le professeur Vulpian, c'est tout d'abord par un sentiment de respect et de reconnaissance envers celui qui m'a si longtemps honoré de son amitié et qui a dirigé mes premiers pas dans l'étude des sciences biologiques ; mais c'est peut-être aussi par un vulgaire intérêt, et j'ai trop de franchise pour ne pas l'avouer.

J'ai pensé, dans le cas où mes travaux vaudraient quelque chose et vous seraient par cela même agréables, constituer par la mémoire de quelqu'un qui vous a été si cher le trait d'union qui doit les unir aux vôtres pour le plus grand bien de la vérité; et dans le cas où ils ne mériteraient que vos critiques et celles des autres, j'ai pensé m'attirer toute votre indulgence et votre protection en vous rappelant que j'ai été, moi aussi, aimé et estimé de celui qui a le premier annoncé au monde savant et appuyé de toute son autorité votre si importante découverte de la prophylaxie de la rage.

J'ai été tellement habitué par lui à croire en vous comme savant, que je ne peux pas m'imaginer que vous n'acceptiez avec sympathie tout ce qui pourra contribuer, de quelle part que cela parte, au perfectionnement d'une méthode que vous avez si ingénieusement et si laborieusement créée dans l'intérêt unique de l'humanité.

Qu'il me soit donc permis d'espérer qu'en cas d'échec, vous apprécierez au moins mes efforts.

J'ai eu si peu de moyens à ma disposition, et le désir de si bien faire, que si j'ai mal fait quelque part, vous ne pourriez, je crois, me juger jamais qu'avec bienveillance et sans la moindre sévérité. Les quelques instants que j'ai eu l'honneur de passer avec vous me donnent au moins le droit de l'espérer ainsi.

« Ah! monsieur! quel service vous nous rendriez », me disait l'année dernière au mois d'avril M. Roux à qui je venais de faire part de mes premiers essais de vaccination tanacétique et de prévention par le chloral, « si vous nous débarrassiez de ces pratiques vaccinales « qui nous prennent chaque jour tant de temps. »

J'ai supposé que vous pensiez comme votre collaborateur; c'est pour cela que je suis venu vous apporter, si petits qu'ils soient, les résultats de mes modestes efforts.

En vous dédiant ce travail, je vous prie donc de me pardonner s'il n'est pas aussi digne de vous que ceux que vous avez si souvent, autour de vous, l'habitude et l'occasion de diriger et d'inspirer.

Vichy, le 8 juin 1888.

Dr H. Peyraud,
(de Libourne).

INTRODUCTION

Si nous publions nos recherches sur la rage dans l'ordre même de leur présentation aux diverses sociétés savantes, au risque de nous répéter quelquefois, c'est d'abord pour bien définir nos idées sur cette question et empêcher qu'on ne s'égare par la lecture de certains comptes rendus erronés ou incomplets qui en ont été faits dans la presse scientifique ou autre, et ensuite, c'est pour servir à la démonstration de notre priorité relativement à la découverte du vaccin chimique, dosable, découverte que M. Pasteur a mise à l'actif de ses collaborateurs, MM. Roux et Chamberland, dans des termes qui en ont fait comprendre toute l'importance.

Comme on le verra, notre prise de date que l'on retrouvera dans notre communication du 30 avril 1887 à la Société de Biologie, ne laisse à cet égard aucun doute.

Après nous, vient M. Charrin qui, le 17 octobre 1887, démontra l'immunité par les produits solubles de la fermentation pyocyanogène.

Quant à M. Chauveau, qui a déjà fait à cet égard une revendication, on peut dire qu'il a eu en effet le premier l'idée des vaccins chimiques lorsqu'il a interprété l'immunité acquise par les descendants des mères charbonneuses. Mais M. Chauveau s'est basé sur une erreur d'interprétation. Les faits de passage des microbes de la mère au fœtus sont des faits quotidiens, exemple les cas de variole et de syphilis héréditaires.

A propos d'immunité charbonneuse, je songe à cette remarquable observation faite par M. Chauveau sur l'immunité des moutons algériens, immunité essentiellement climatérique.

N'y aurait-il pas là un fait de vaccination analogue à celui de la vaccination chimique par l'essence de tanaisie; autrement dit, les moutons algériens ne mangeraient-ils pas d'une plante qu'il faudrait chercher dans les pâturages d'Algérie et qui, par la présence d'un poison végétal qu'elle contiendrait, analogue au poison charbonneux, mettrait à l'abri du charbon. Je livre très humblement cette idée à l'esprit si remarquablement investigateur du très savant académicien.

Voici tout d'abord ma première communication du 30 avril 1887.

PREMIÈRE COMMUNICATION

Expériences sur la rage.

EXTRAIT DES COMPTES RENDUS DE LA SOCIÉTÉ DE BIOLOGIE

(Séance du 30 avril 1887).

Au mois de mars 1872, j'observais l'action biologique d'une essence, l'essence de tanaisie, qui me parut intéressante à étudier. On connaissait fort peu de chose, en effet, sur les propriétés de la plante qui la produisait, le *tanacetum vulgare, herbe aux vers* ou *absinthe de cheval.*

A cette époque, l'annotation chimique de cette essence était à faire. Depuis, M. Bruylants, un Belge, l'a annotée. Je dois dire que, la voyant s'éliminer en nature par la respiration, caractère distinctif d'une série d'essences oxygénées que j'étudiais expérimentalement à ce moment-là, je pensais que, elle aussi, était oxygénée. Ces travaux, faits en collaboration de M. Falières, de Libourne, je les présentai à la Société médico-chirurgicale de Bordeaux, et je répétai une partie de mes expériences au laboratoire de mon maître et ami, le professeur Oré, qui y assista avec plusieurs de ses collègues.

Toutes ces choses sont du reste mentionnées dans les numéros du *Bordeaux médical* de mai et de juillet 1872. En 1873, je fis une nouvelle communication au congrès de Lyon (voir le *Journal de Lyon,* 31 août 1873). En 1876, communication de M. Bochefontaine à la Société de Biologie, à la suite d'expériences faites au laboratoire de M. Vulpian. Enfin, en 1879, j'ai fait paraître, dans la *Tribune médicale,* mon mémoire sur cette question, *in extenso* et tel que M. Falières et moi l'avions écrit et rédigé en 1872, en n'y ajoutant qu'une observation clinique qui venait à l'appui de nos expérimentations sur les animaux.

Si j'insiste sur ce point, c'est que M. Putzeys, professeur à l'Université de Liège, et qui avait fait en 1878 des recherches sur le *camphre* de tanaisie, revendiqua, dans cette même *Tribune médicale,* la priorité de recherches *importantes* sur l'*essence* de tanaisie. Ma réponse qui était très topique, autant qu'il m'en souvient, fut malheureusement perdue, avant d'être publiée, par M. Laborde et, lorsque je sus cet accident, il était trop tard pour répondre à M. Putzeys, toute actualité ayant disparu. Aujourd'hui, je désire donc profiter de l'occasion de cette communication devant vous pour vous montrer que les prétentions de M. Putzeys étaient mal fondées, car d'abord l'essence de tanaisie n'est pas le camphre de tanaisie, et puis ma priorité de recherches importantes me paraît suffisamment établie dans le mémoire de M. Putzeys lui-même, mémoire des plus remarquables, pour que je n'aie pas besoin d'insister davantage (1).

Voici, du reste, les travaux auxquels M. Putzeys attachait alors peu d'importance :

J'avais analysé les phénomènes d'excitation produits par l'essence de tanaisie injectée dans les veines; j'avais distingué ces phénomènes convulsivants de ceux de l'essence d'absinthe; j'avais trouvé dans ces phénomènes des spasmes, des envies de mordre, de la paralysie du train postérieur, de l'opisthotonos, la conservation de la connaissance, une longue période de coma à la suite, des mucosités spumeuses, sanguinolentes dans la trachée et dans les bronches, des hémorrhagies sous-pleurales, en un mot des accidents formidables d'excitation des pneumogastriques et de la portion bulbaire correspondante, augmentation dans des proportions considérables du nombre d'inspirations par minute (115) ; enfin, un ensemble de phénomènes rabiques aussi prononcés que possible, et je les avais défi-

(1) De l'action physiologique de l'Hydrure de tanacétyle (camphre de tanacetum vulgare), par le Dr Félix Putzeys. Ext. du *Bull. de l'acad. royale de Belgique,* t. XII, 3e série, no 11. Bruxelles, Librairie Manceaux. 1879.

nis par le nom de rage artificielle, rage tanacétique. Or, le point capital c'était qu'en mettant préalablement des animaux sous l'action du chloral, j'empêchais ces phénomènes, ces accès rabiques de se produire, ainsi que par un courant d'acide carbonique préalablement projeté dans le pharynx.

Depuis, je devais saisir toutes les occasions d'expérimenter *préventivement* le chloral dans la rage. Un seul cas *en dix-sept ans* s'est présenté à moi, en 1877 ; j'ai donné le chloral jusqu'à la dose de trois grammes, en commençant par une petite dose, et cela pendant quarante jours (1). La rage ne s'est jamais déclarée. Ce fut, du reste, l'occasion de la publication de mon mémoire en 1879. Vous verrez en le lisant que je suis très réservé dans les conclusions.

Inutile de dire combien les importantes recherches de ces dernières années sur la rage, la découverte de son siège dans une portion du bulbe ou de la moelle, si en rapport avec celle impressionnée par l'essence de tanaisie, la production par notre éminent compatriote M. Pasteur, de cette rage expérimentale, si fatale, si rapide, si régulière dans son évolution, qui devait fournir à l'expérimentation sur cette question de si précieux éléments d'observation, la découverte des virus atténués, etc., etc., inutile de vous dire si tout cela devait exciter mon plus vif intérêt. Je demandai du virus rabique à mon ami le professeur Pitres, à mon maître le professeur Vulpian, enfin je ne pus m'en procurer que cette année. Mon but était de voir les rapports qui devaient exister entre cette rage artificielle que je produisais par la tanaisie et la rage vraie, rage des rues ou rage expérimentale.

Voici, du reste, les questions que je m'étais posées :

1° Voir si la tanaisie qui produisait des accidents si nettement rabiques ne présentait pas une analogie de composition et d'action avec le poison, la leucomaïne rabique, résultat probable de la fermentation rabique ou mieux de la multiplication du microbe rabique supposé, et alors voir si peut-être cet isomère, *essence de tanaisie*, de cette leuco-

(1) Voir *Tribune médicale*, année 1879, relation du cas.

maïne à dose de plus en plus élevée ne remplacerait pas dans leur action préventive les inoculations du virus rabique de moins en moins atténué.

2° Voir s'il n'existait pas sur un animal en état de rage un poison rabique, en dehors du microbe, ayant des effets toxiques immédiats. Employer pour cela des injections intraveineuses.

3° Voir si le chloral, empêchant la rage tanaisique de se produire, n'empêcherait pas l'éclosion de la vraie rage, soit par son action antiseptique, soit par son action sédative.

4° Voir si des animaux préalablement tanaisiés, une fois ou une série de fois, se trouveraient à l'abri de la contagion rabique.

5° Voir si les moelles d'animaux morts de la tanaisie étaient virulentes.

6° Enfin, voir par une expérimentation plus variée et sur différentes espèces animales, en m'aidant des dernières recherches de la science sur la rage, si je n'avais pas laissé passer inaperçus des faits importants à signaler pour l'étude de l'action biologique de l'essence de tanaisie.

Voici comment j'ai essayé de résoudre la première question :

Dans une première série d'expériences, on a inoculé trois lapins avec le virus rabique de deux séries de lapins inoculés déjà par la moelle de Berger, mort de rage dans le service de M. le professeur Pitres.

Le *premier lapin*, tanaisié cinq jours environ après l'inoculation par la méthode intraveineuse, est mort, des trois premières gouttes d'essence injectées dans les veines de l'oreille, dans de violents accès tanacétiques.

Un *autre* est resté comme *témoin*.

Le *troisième* a été traité quotidiennement et biquotidiennement par des doses d'essence injectée dans les veines suffisantes pour produire une légère convulsion, une goutte et plus tard deux gouttes, car il semble s'établir une tolérance. Au quatorzième jour de l'inoculation, on lui a trouvé une parésie très nette du train postérieur qu'on a attribuée à la rage débutante. Le témoin n'avait encore rien. Pensant arrêter ce début, j'ai injecté une assez forte dose d'essence et j'ai tué l'animal. Le témoin n'est mort que cinq jours après. La rage aurait-elle eu ici une évolution plus rapide par l'effet rabigène de l'essence de tanaisie? On pourrait le supposer.

Dans une deuxième série, j'ai repris la même expérience sur six lapins, avec cette différence que les doses de tanaisie quoique plus fortes ont eu moins d'action, car elles ont été données soit en vapeurs, sous des cloches, ce qui est incommode et long, soit en injections sous la peau; mais en même temps, six autres lapins ont été soumis, sans avoir été préalablement inoculés, à l'action des mêmes doses d'essence de tanaisie. Des six lapins inoculés, trois l'avaient été le 5 mars, trois le 6 avec le même virus pris sur la même moelle conservée dans de la glycérine. Un témoin a été pris pour chaque jour.

Quatre lapins ont donc subi les inoculations préventives de tanaisie en vapeurs d'abord pendant quelques jours, ensuite sous la peau à la dose d'une division de seringue de Pravaz. Ce traitement a duré onze jours.

Un premier témoin, celui de l'expérience du 5 mars, est mort le dix-septième jour de l'inoculation. — A ce moment-là, les tanaisiés préventivement n'étaient pas encore pris; quelques jours après, les deux tanaisiés du 5 mars sont morts le même jour, au vingtième jour de l'inoculation.

De ceux inoculés le 6 mars, le témoin, qui était une lapine, a avorté de quatre petits, puis est morte le dix-neuvième jour de l'inoculation; avant elle, un des tanaisiés était mort sans phénomènes bien nets de rage, et du soir au matin; l'autre tanaisié a vécu jusqu'au 31 mars, c'est-à-dire vingt-cinq jours.

Il semble donc, dans cette expérience, que la rage ait été retardée un peu par la tanaisie aussi bien que par la gravidité.

Mais ce qu'il y a d'important à faire ressortir, c'est que les doses de tanaisie préventive ont été encore trop fortes, car les animaux qui n'ont été que tanaisiés sans avoir subi d'inoculation rabique, se trouvaient à ce moment-là dans une telle misère physiologique que deux sont morts, mordus, déchiquetés par les autres, amaigris, tremblotants, la conjonctive suppurant, le poil tout hérissé et mouillé, ayant la diarrhée, presque insensibles aux excitations. Les survivants se sont petit à petit remontés, mais ils ne valaient pas grand'chose, à ce moment-là. L'un d'eux, plus résistant, présentait des phénomènes d'excitation génésique insolites. Évidemment ces animaux étaient malades, et alors les doses que j'administrais préventivement à ceux inoculés ne sont-elles pas encore trop fortes pour obtenir un résultat plus démonstratif ?

Je crois donc que la méthode à instituer dans cette expérimentation doit être la suivante : établir tout d'abord la dose sous-cutanée nécessaire pour déterminer l'apparition des phénomènes tanacétiques ; celle-ci étant démontrée de dix gouttes, par exemple, traiter les animaux préventivement par une goutte le premier jour, deux le second, trois le troisième, et ainsi de suite en augmentant jusqu'à dix gouttes le dixième jour, puis s'arrêter et attendre.

La deuxième question que je m'étais posée semble mieux résolue. Dans les inoculations du 6 mars, j'avais conservé un lapin pour le soumettre à l'action préventive du chloral. — Il a subi pendant quelques jours l'action, pendant deux ou trois heures, de vapeurs de chloral sous une cloche à melon, puis je lui ai injecté 10 centigrammes sous la peau, puis 20, puis 30 par jour, le tout pendant dix jours seulement, *et ce lapin est toujours vivant et très bien portant depuis bientôt deux mois, lorsque six inoculés du même virus sont morts de rage, le dernier depuis un mois.*

Est-ce un réfractaire ? ou n'a-t-il pas été bien inoculé sous les méninges, et mourra-il plus tard ? Il faut attendre pour conclure. Le fait ne m'en paraît pas moins suffisamment intéressant pour le signaler.

La troisième question, relative à l'existence d'un poison rabique immédiatement mortel, m'a amené à des injections intraveineuses de virus non filtré et filtré. Dans le premier cas, deux morts instantanées, qui ne se sont pas reproduites lorsque, à la place de la moelle rabique, j'ai injecté de la matière d'inoculation non filtrée d'une moelle qui n'était pas rabique. Je dois dire que du virus rabique filtré avec du papier a été ainsi injecté dans les veines sans rien produire d'instantané. Je ne puis donc tirer de ces faits aucune conclusion, et ce sont des études à reprendre.

Quant à la quatrième question, elle est à l'étude. Les tanaisiés qui ont survécu et qui se sont relevés de leur misère physiologique font l'objet de cette série expérimentale. Ils ont tous reçu, et un témoin avec eux, une injection de virus rabique sous la peau de la nuque et dans d'autres parties du corps. L'un de cette série n'a eu qu'une fois une injection intraveineuse d'essence de tanaisie dont il s'est relevé après de violentes convulsions.

Deviendront-ils enragés, ou la tanaisie les mettra-t-elle à l'abri ? C'est ce que l'avenir nous apprendra.

J'ai fait cette même expérience sur des oiseaux et n'ai encore rien eu de positif.

J'ai voulu savoir si la moelle des morts de tanaisie était virulente, j'ai fait pour cela une série d'expériences : j'ai un lapin inoculé sous les méninges avec cette moelle, qui est encore vivant depuis le 10 mars.

J'ai cependant une série d'oiseaux parmi lesquels on m'annonce quelques morts, et cela longtemps après l'inoculation de cette moelle, sans phénomènes bien appréciables. Il aurait fallu inoculer leur bulbe pour savoir s'ils étaient enragés.

J'ai essayé de produire par l'inoculation sous les méninges la rage chez les oiseaux, ces animaux étant plus faciles à manier. Cette expérience est encore en cours.

Enfin, mes recherches ont eu pour conséquence de contrôler celles que j'avais déjà faites en 1872 ; je dois dire que les effets de la tanaisie sont bien ceux que j'avais signalés.

J'ai eu cependant, dans l'étude de ces faits sur les animaux réunis, des enseignements nouveaux qui donnent plus de force à ceux que j'avais déjà recueillis. Deux oiseaux, notamment, mis sous une même cloche remplie de vapeurs de tanaisie, m'ont donné le spectacle des deux types rabiques : l'un s'est affaissé sur lui-même, en étendant les ailes et pris de tremblements et de paralysie ; l'autre s'est jeté avec violence sur son compagnon et l'a mordu tout le temps.

J'ai vu aussi cet appétit déréglé qui rend compte de ces corps étrangers que l'on trouve dans l'estomac des chiens morts de rage. Un lapin aurait avalé sous mes yeux, sous une cloche où il subissait l'influence en vapeurs seulement de l'essence de tanaisie, un gros morceau de mastic de vitrier, si je ne le lui avais pas sorti de la gueule. Un cobaye avalait un morceau de brande de balai. Il n'est pas rare de trouver des lapins ou des cobayes morts de la tanaisie, la bouche pleine de la paille de leur cage.

Un autre fait qui résulte de mes nouvelles recherches sur l'essence de tanaisie, c'est qu'il existe des hémorrhagies sous-pleurales, des infarctus sanguins dans le foie et enfin de la diarrhée.

Ces jours derniers, dans le laboratoire de M. Gréhant, j'ai reproduit devant ce savant et devant M. Philippeau, les convulsions tanacétiques sur un cobaye très réfractaire et pour lequel il m'a fallu injecter sous la peau beaucoup d'essence. Les phénomènes convulsifs sont devenus très nets à un moment donné et se sont indéfiniment prolongés. Il est à remarquer que les animaux qui sont projetés avec violence sur un côté par l'action de la tanaisie, font marcher leurs pattes pendant la convulsion comme s'ils voulaient courir. Chez deux des cobayes où les accidents n'avaient pas été trop forts, j'ai pu observer une course effrénée. Deux de ces animaux mordaient le bout de mes souliers et devenaient agressifs. Quelquefois ils arrêtaient subitement leur course et se détournaient comme devant un objet imaginaire. On aurait dit qu'ils étaient hallucinés.

J'ai ces jours-ci, pour la première fois, étudié l'action de la tanaisie sur le rat ; j'ai pu en soulever un par le morceau de bois auquel il mordait.

Chez les grenouilles, les phénomènes convulsifs sont très éphémères ; c'est à peine si on peut les constater (1).

Voilà, messieurs, une série de faits bien insuffisants assurément pour conclure. C'est plutôt un programme d'études que je soumets à votre appréciation et à l'investigation des

(1) M. Puizeys a étudié le camphre de tanaisie sur le chien et la grenouille, d'une façon très complète (*loc. cit.*). Voir la note de la page 3.

chercheurs qui, plus heureux que moi, ont le loisir et les moyens de reprendre et de continuer ces recherches (1).

Voici maintenant une communication qui devait être faite d'abord à l'Institut par M. Brown-Séquard, le *5 septembre 1887*, puis après à la Société de Biologie, et qui, comme on le verra, rend compte du résultat des expériences précédentes. Elle était déjà imprimée par M. Rougier, imprimeur de la société, lorsque M. Brown-Séquard pensa que, pour l'Académie des sciences, il vaudrait mieux faire plusieurs communications, ce qui donnerait aux faits plus de clarté et de précision.

C'est la raison pour laquelle cette communication, déjà imprimée, n'a pas été présentée ni à l'Institut, ni à la Société de Biologie. Elle avait été envoyée, en manuscrit avant son impression, et après, à plusieurs de nos amis et à plusieurs journalistes qui nous l'avaient demandée. L'authenticité de sa date ne peut donc être contestée.

Cette communication est importante, car dans le dernier paragraphe elle exprime nettement l'idée des *leucomaïnes-vaccins* et des *vaccins chimiques tirés des centres de fermentation*, et si la précédente laissait quelque doute sur notre priorité à cet égard, celle-ci les lèverait, croyons-nous, complètement (2).

(1) Les animaux encore en observation sont à la Faculté de médecine de Bordeaux.

(2) Cette communication imprimée a été déposée sous forme de pli cacheté à l'Institut.

DEUXIÈME COMMUNICATION

Nouvelles recherches expérimentales et comparatives sur la rage tanacétique et sur la vraie rage.

COMMUNICATION DEVANT ÊTRE FAITE A L'ACADÉMIE DES SCIENCES

le 5 septembre 1887.

Action préventive du chloral sur la vraie rage, vaccination contre la rage avec une substance RABIGÈNE : L'ESSENCE DE TANAISIE. — *Effets de cette vaccination sur des animaux préalablement inoculés avec du virus rabique. — Effets des injections intraveineuses de moelle rabique diluée, non filtrée, — de moelle diluée d'animaux morts de rage artificielle ou rage tanacétique, — de moelle rabique diluée et filtrée ; inoculation sous-méningienne du bulbe d'un animal mort de rage tanacétique. — Effets des inoculations sous-méningiennes de virus rabique de lapin sur des alouettes.— Du* MÉDICAMENT-VACCIN, *des* LEUCOMAINES-VACCINS.

Voici, jusqu'à ce jour, le résultat des expériences que j'avais entreprises à la Faculté de médecine de Bordeaux et que j'ai eu l'honneur de communiquer à la Société de Biologie dans sa séance du 30 avril dernier. Mes observations sont d'autant plus concluantes qu'elles ont aujourd'hui *quatre mois* de plus de date et *six mois* d'existence.

En voici le résultat :

1er FAIT. — Le lapin inoculé le 6 mars 1887 par la méthode sous-méningienne avec un virus pris primitivement sur Berger, mort de rage dans le service de mon ami, e professeur Pitres, virus transmis à la troisième série, et qui a tué à cette série *six témoins* de rage paralytique rapide, ce lapin, dis-je, traité préventivement par le chloral inhalations ou en injections sous-cutanées, à la dose maxima de 30 centigrammes par jour, pendant dix jours, est encore aujourd'hui, 5 septembre, vivant et très bien portant.

Le chloral paraît donc jusqu'ici, si du moins les inoculations sous-méningiennes sont fatales, être pour le lapin, et probablement pour l'homme, ainsi que semble le démontrer un fait de prévention que j'ai déjà publié en 1879, le *médicament préventif de la vraie rage*, comme il était déjà, ainsi que je l'avais affirmé en 1872, 1873 et 1879, le médicament préventif de la rage artificielle produite par l'essence de tanaisie.

2e Fait. — Les cinq lapins qui avaient subi l'action préventive de doses sous-cutanées d'essence de tanaisie, quatre pendant onze jours, un, une seule fois jusqu'à la convulsion, et auxquels j'avais injecté sous la peau de la nuque, le 25 mars 1887, plusieurs seringues de Pravaz de virus rabique pris immédiatement sur des lapins morts de rage expérimentale; ces cinq lapins, dis-je, sont encore vivants et très bien portants.

En revanche, un témoin, inoculé de la même façon et avec le même virus, est mort, au commencement de mai, de rage paralytique.

Il était en observation à la Faculté de médecine de Bordeaux; c'est M. le professeur Féré lui-même qui l'a examiné.

Ces cinq lapins, traités avant l'inoculation par l'essence de tanaisie, ont donc cinq mois et demi d'observation et quatre mois de survie. Il est donc fort peu probable qu'ils meurent maintenant de rage, et l'on peut dire, je crois, avec certitude, qu'ils sont réfractaires à cette première inoculation.

3e Fait. — Un lapin inoculé préventivement sous les méninges, et traité quotidiennement par des injections intraveineuses d'essence de tanaisie (une à deux gouttes dans les veines de l'oreille), ayant déterminé presque chaque fois des phénomènes convulsivants plus ou moins légers, a été manifestement pris de rage avant le témoin.

L'essence de tanaisie à cette dose semble donc *hâter* l'évolution de la rage expérimentale.

Donnée en injections sous-cutanées à quatre lapins, à la

dose d'une division de seringue de Pravaz, pendant onze jours après inoculation sous-méningienne de virus rabique, c'est-à-dire donnée à doses moins actives, cette essence retarde manifestement l'évolution de la rage expérimentale. La survie a varié, dans ce cas, de cinq à onze jours, suivant les sujets. On ne peut donc pas dire que l'essence de tanaisie agisse préventivement et d'une façon complète contre la rage déjà inoculée à l'instar des virus atténués. Jusqu'à présent, elle n'a que retardé l'évolution de la rage expérimentale. Cet effet insuffisant, je l'ai déjà dit dans ma dernière communication, doit être attribué à l'action de doses encore trop fortes d'essence, doses capables, comme je l'ai démontré sur des témoins non inoculés, de produire des états manifestement pathologiques. J'ai dit du reste, à cet égard, ce que je me proposais de faire dès que je pourrais reprendre mes recherches.

4e Fait. — Deux lapins ont été instantanément tués par une injection intraveineuse de virus rabique non filtré à la dose d'une demi-seringue de Pravaz.

Un troisième a subi l'introduction dans les veines d'une seringue entière de moelle diluée, d'un lapin mort de rage tanacétique et n'a rien éprouvé. Les deux premiers sont peut-être morts d'embolie.

Ce troisième, le 25 mars 1887, a reçu dans les veines une demi-seringue de virus rabique filtré à travers du papier Berzélius ; il a survécu, a engraissé, et s'est admirablement porté jusqu'au 23 juillet dernier, jour où il a été subitement pris de rage paralytique.

Or, un témoin inoculé le même jour sous la peau de la nuque avec le même virus non filtré, était mort au commencement de mai. Les accidents rabiques par la filtration du virus ont donc été retardés de deux mois et demi, quoique l'injection intraveineuse du virus rabique semble devoir être jusqu'ici un procédé augmentant plutôt que retardant l'évolution de la rage.

5e Fait. — Un lapin inoculé sous les méninges avec le bulbe dilué d'un lapin mort d'un accès de rage tenacétique, est encore vivant depuis le 10 mars 1887.

Ce qui démontre que cette rage n'est pas inoculable, ce

qu'il était facile de prévoir, puisqu'elle n'est pas produite par un virus.

6° Fait. — Les alouettes que j'avais essayé d'inoculer sous les méninges, sont mortes de rage paralytique.

Elles ont été observées par M. le docteur Féré qui a constaté le même phénomène sur des alouettes qu'il avait lui-même inoculées.

L'observation de ces animaux devient difficile dans des expériences de ce genre, car les alouettes vivent peu longtemps en cage, et la mort arrive souvent avant que l'expérience soit terminée.

Voilà donc les résultats de mon expérimentation jusqu'à ce jour.

Tous ces faits ont été contrôlés, car ils se sont passés à la Faculté de médecine de Bordeaux où l'on peut encore voir mes animaux survivants. Or, il ressort de tout cela deux points principaux.

Le premier, c'est l'action préventive du chloral qu'on ne peut nier après *six mois* d'inoculation sous-méningienne. Cette inoculation serait elle-même supposée n'avoir eu lieu que sous le péricrâne et non sous les méninges, quoique, à la rigueur, l'autopsie de l'animal puisse toujours fixer sur ce point.

Le second, qui est, à mon avis, plus intéressant, car ses conséquences ont une portée pratique dont on ne peut prévoir toute l'étendue, c'est *l'immunité conférée avant toute inoculation par l'essence de tanaisie, substance rabigène* employée en injections sous-cutanées ou intraveineuses, *une ou plusieurs fois.*

La durée de cette immunité nous est, il est vrai, encore inconnue, mais elle n'en existe pas moins. Or, ne serait-elle que passagère, qu'elle aurait toute son application pratique, si l'on songe surtout que la rage artificielle qui est produite par cette essence, n'a besoin que d'être produite en miniature pour conférer cette immunité et que, de plus, cette rage n'est pas contagieuse ainsi que je viens de le démontrer.

En outre, l'inoculation tanacétique est *une vraie vaccination* et non une inoculation aveugle proprement dite, inoculation susceptible, dans certains cas, de devenir dangereuse par une trop grande intensité dans la prolifération du ferment rabique et partant du poison de la leucomaïne rabique qu'il produit, ainsi que cela peut se passer trop souvent, même entre les mains des plus habiles expérimentateurs, avec les virus plus ou moins atténués chez des sujets plus ou moins disposés à la réceptivité.

C'est ici de la *simili-rage* dont l'intensité peut être *dosée* comme le médicament qui la produit. Cette simili-rage empêche la rage comme la simili-variole ou vaccin Jennerien empêche la variole, avec cette différence bien étonnante en faveur de cette nouvelle méthode; si des expériences multipliées viennent la confirmer, c'est qu'il n'y a plus là comme dans les inoculations de virus atténués et dans la méthode de Jenner elle-même, des microbes vaccinateurs dont la multiplication imprévue peut produire des accidents. Ne vient-on pas de citer ces jours-ci, à la Société de médecine de Berlin, un cas de vaccine généralisée? Il n'y a, dans la vaccination que je produis, qu'une *substance* CHIMIQUE, *définie*, *dosable*, UN MÉDICAMENT-VACCIN.

Mais ce médicament-vaccin n'existe pas seulement pour la rage. Il y a d'autres substances qui produisent des simili-maladies : L'empoisonnement par la strychnine n'est-il pas un vrai tétanos artificiel? et celui que déterminent les champignons vénéneux, une sorte de choléra?

On m'accordera bien qu'il y a dans ce rapprochement autant de vérité que dans celui que l'on fait entre la vaccine et la variole. Or, d'après cela, quelle voie devons-nous suivre, nous expérimentateurs, dans les recherches que nous faisons sur la thérapeutique ou l'hygiène des maladies virulentes?

Nous devons, si j'ai raison, chercher des médicaments susceptibles de guérir l'état morbide et, à leur défaut, des médicaments susceptibles de le prévenir lorsqu'il est fatal, comme le chloral pour la rage.

Puis, si nous ne réussissons pas, nous devons essayer de découvrir des substances déterminant des phénomènes biologiques analogues ou similaires à ceux que produisent les diverses maladies virulentes. Ce seront peut-être des substances isomères ou isomorphes des leucomaïnes de ces maladies.

Et enfin, si nos efforts ne sont pas couronnés de succès, nous devons isoler des centres de fermentation eux-mêmes, ces leucomaïnes, les purifier de leurs microbes comme on vient de le faire en Allemagne pour la leucomaïne tétanique que l'on a cristallisée qui produit le tétanos non virulent comme la strychnine, et nous servir alors de ces leucomaïnes, corps aussi chimiquement définis que l'essence de tanaisie, dosables comme elle pour déterminer des immunités, qui, ne seraient-elles que passagères, auraient toujours au moins une application facile et utile en temps d'épidémie, car elles ne pourraient jamais être achetées au prix d'un danger.

Dès ce moment-là, je préparais donc les quatre communications sous la forme desquelles M. Brown-Séquard m'avait conseillé de présenter mes travaux. La première qui suit fut lue par lui le *26 septembre 1887* à l'Académie des sciences. Elle a été publiée in-extenso par les *Annales de médecine thermale de Vichy* et la *Gazette hebdomadaire des Sciences médicales de Bordeaux.* Nous l'extrayons de ces journaux.

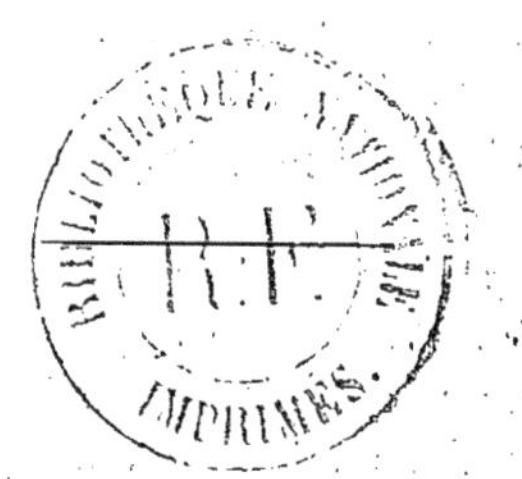

TROISIÈME COMMUNICATION

Recherches sur les effets biologiques de l'essence de tanaisie, de la rage tanacétique ou simili-rage.

Au mois de mars 1872, en faisant des recherches biologiques sur des séries d'essences ayant des rapports d'isomerie, j'avais remarqué une essence non annotée, qui ressemblait, comme odeur, à celle d'absinthe. Elle était extraite d'une synanthérée, le *tanacetum vulgare*, encore appelée *herbes aux vers, absinthe de cheval*. Cette essence était fort peu étudiée, chimiquement et biologiquement. Depuis, Bruylants en a retiré le *Camphre de tanaisie* ou *Hydrure de tanacétyle* (*Deutsch chem. Gesellsch*, 1878, *p.* 449), qui, chose curieuse, a la même constitution atomique que l'essence d'absinthe et le camphre du Japon, C^{20}, H^{16}, O^{2}. Ce sont les propriétés biologiques de ce camphre qu'a étudiées, le premier, Putzeys de Liège, en 1878, priorité d'étude qu'il a revendiquée et que nous lui accordons volontiers, convaincu que les propriétés du camphre de tanaisie ne sont pas du tout les propriétés de l'essence d'où on le retire.

Or, voici ce que je constatais en 1872 : lorsque j'injectais deux gouttes de cette essence dans les veines d'un lapin de moyenne taille, au bout de 20 secondes, l'animal était pris de convulsions d'une intensité telle qu'il était en quelque sorte sidéré. Il s'élançait en avant, ou reculait par bonds, bondissait même sur place et retombait généralement sur le côté gauche. Là, tous ses muscles étaient pris de mouvements convulsifs d'une extrême violence : les dents craquaient, l'animal se mordait la langue et laissait couler une salive abondante, quelquefois sanguinolente ; ses muqueuses étaient décolorées. Les sphincters anal et vésical laissaient échapper l'urine et les matières fécales. La respiration spasmodique, accélérée (115 insp. par minute), était si embarrassée qu'on aurait pu croire à chaque instant que l'animal allait asphyxier. Ces convulsions diminuaient par moment d'intensité et reprenaient bientôt avec plus de force que jamais. Un bruit à côté de l'oreille de l'animal le faisait tressaillir tout comme dans l'empoisonnement strychnique : évidemment, le sens de l'ouïe était plus excitable. Il ne perdait pas connaissance, car lorsqu'on approchait un bâton de son museau, il le mordait avec force et on pouvait le soulever sans lui faire lâcher prise. Cette action de mordre était bien volontaire et bien distincte du mouvement convulsif des mâchoires. L'animal mordait le sol et même ses pattes, et lorsqu'on le plaçait sur le côté opposé à celui sur lequel il était tombé, il s'aidait de ses dents pour revenir à sa première position et son corps en opistotonos décrivait souvent, sous l'influence des secousses convulsives, un véritable demi-cercle.

Cette convulsion tanacétique durait en moyenne de 50 à 60 minutes et se prolongeait même si les doses étaient plus élevées. Si elles étaient trop fortes, l'animal succombait par asphyxie.

La limite de la dose toxique dans les veines ne dépassait guère trois à quatre gouttes.

Puis, à la période convulsive, succédait une période comateuse de deux et trois heures et pendant laquelle l'animal semblait insensible à toute espèce d'excitation. Enfin, l'état normal revenait et le lendemain l'animal ne semblait en rien impressionné par la violente attaque de la veille. Au reste, dès 1872, nous avions constaté que l'essence de tanaisie s'éliminait rapidement en nature par le poumon, ce qui nous avait fait supposer qu'elle était oxygénée.

Signalons un cri rauque presque constant pendant la convulsion tanacétique, cri que nous avons aussi noté dans les convulsions épileptiques de l'essence d'absinthe et du camphre du Japon son isomère.

Néanmoins, les accès tanacétiques diffèrent notablement de ceux produits par ces substances.

En effet, dans l'accès tanacétique, pas de perte de connaissance ; l'accès est unique ainsi que la longue période de coma qui lui succède, action de mordre tout à fait volontaire, les fonctions sensorielles sont plutôt excitées que disparues. En 1876, dans le laboratoire de notre regretté maître, le professeur Vulpian, nous avons observé, Bochefontaine et moi, et très manifestement, une exacerbation des convulsions par la présentation d'un miroir.

Dans les phénomènes produits par l'essence d'absinthe et le camphre, c'est une succession d'accès épileptiques chacun avec sa période de coma. Or, on sait que, dans l'épilepsie, il y a perte absolue de connaissance.

Les effets de l'essence de tanaisie diffèrent encore par un côté fort important de ceux de l'essence d'absinthe et du camphre du Japon. Nous avions remarqué en 1872 que ces deux isomères avaient la propriété bien remarquable, l'un et l'autre, d'arrêter la fonction glycogénique du foie. Nous ne retrouvions presque plus de sucre ni de matière glycogène dans le foie de nos lapins traités par ces deux substances. Nous avons examiné à plusieurs reprises, M. Falières et moi, le foie de nos lapins tanaisiés soit immédiatement après la mort, soit vingt-quatre heures après, et nous y avons toujours trouvé de notables proportions de glucose.

De plus, le bromure de potassium préalablement administré avant les attaques ne les empêche pas comme il empêche celles produites par le camphre et l'essence d'absinthe.

L'essence de tanaisie, comme l'essence d'absinthe, élève la température ; les oreilles de nos lapins sont chaudes, leurs veines sont gonflées et turgescentes ; avant l'expérience, nous avons constaté, comme température rectale, 39°,9 ; une heure après, 40°,2.

Comme beaucoup d'essences, celle de tanaisie, donnée par les veines pendant quelques jours, détermine des marbrures congestives du poumon avec tendance à l'inflammation de la plèvre, des *infarcti* sanguins du foie, de véritables hémorragies.

Nous avons trouvé dans la trachée et dans les bronches

des animaux morts de convulsions tanacétiques des mucosités spumeuses sanguinolentes comme dans la rage.

Les effets toxiques de l'essence de tanaisie se rapprochent, on le voit, très peu du type épileptique, malgré qu'on en retire un camphre dont la constitution atomique est identique à celle du camphre du Japon et de l'essence d'absinthe.

Le type des convulsions tanacétiques est plutôt un type rabique. Tous les phénomènes de la rage s'y retrouvent : hallucinations, convulsions sans perte de connaissance, opistotonos, spasmes des muscles du pharynx, du larynx et de tout le thorax, salivation abondante, phénomènes asphyxiques, excitabilité sensorielle, tendance à mordre, cri rauque caractéristique, diminution de la sensibilité et du mouvement, paralysie momentanée, mucosités spumeuses sanguinolentes de la trachée et des bronches, hémorragies sous-pleurales, *infarcti* sanguins du foie.

Ils se rapprocheraient plutôt du type tétanique que du type épileptique ; c'est un peu l'effet des strychnées. Du reste, la rage ne ressemble-t-elle pas beaucoup au tétanos ?

Nous croyons donc être absolument dans la vérité en donnant aux effets tanacétiques le nom de *rage tanacétique*, *rage artificielle*, *simili-rage*.

Les faits que nous ferons connaître prochainement nous donnerons, nous l'espérons, encore plus raison.

La communication suivante a été faite par M. le professeur Hayem à l'Académie de médecine le 18 octobre 1887 et publiée toujours par les *Annales de médecine thermale* et la *Gazette hebdomadaire des sciences médicales de Bordeaux*.

QUATRIÈME COMMUNICATION

Étude comparative de la rage tanacétique et de la vraie rage.

Dans notre dernière communication à l'Institut, nous avons appelé *rage tanacétique*, *simili-rage*, *rage artificielle* les effets biologiques si remarquables de l'essence de tanaisie. Nous allons étudier dans celle-ci, et comparativement, cette rage tanacétique et la *vraie rage*.

Or il semble, d'après nos dernières recherches qui, elles, datent de cette année, que l'essence de tanaisie ait encore une action plus rabique sur le lapin que la vraie rage. En effet, le type mordant que nous avons signalé dès 1872, sur les lapins, nous ne le retrouvons que très rarement dans la rage ordinaire de ces mêmes animaux : c'est presque toujours la rage paralytique (1).

Ce type de rage mordante, nous le reproduisons avec tous les modes d'administration de l'essence de tanaisie, sur presque toutes les espèces animales sur lesquelles nous avons expérimenté, excepté sur la grenouille où les phénomènes convulsivants paraissent éphémères.

Sur deux oiseaux soumis en même temps à l'action des vapeurs de tanaisie, nous avons vu cette année le spectacle bien curieux des deux rages : la mordante et la paralytique. L'un pris de tremblement des ailes s'est affaissé sur lui-même comme paraplégié, l'autre s'est jeté sur celui-ci avec violence et l'a mordu tout le temps.

(1) Il est à remarquer qu'à cette époque personne n'avait encore eu l'idée de transmettre la vraie rage au lapin et que la rage tanacétique a été d'abord étudiée par nous sur cet animal avant que M. Pasteur ait eu la pensée d'utiliser celui-ci pour l'étude de la vraie rage.

Sur les cobayes, c'est la même chose : lorsqu'ils reviennent de la convulsion et qu'elle n'a pas été trop forte, nous avons constaté qu'ils se mordaient entre eux, qu'ils mordaient le bas de nos pantalons, qu'ils attaquaient et mordaient les objets qu'on leur présentait.

Nous avons pu soulever dans le laboratoire de M. le professeur Rouget, en présence de MM. Grehant et Philippeau, par le petit bâton qu'il mordait avec fureur un rat qui avait reçu sous la peau une certaine dose d'essence de tanaisie.

On retrouve encore ce type mordant sur des lapins que l'on traite quotidiennement par des injections sous-cutanées de doses modérées d'essence de tanaisie. Sur une série qui étaient ensemble, nous en avons retrouvé deux ayant les oreilles, le museau et les pattes véritablement déchiquetés par les autres. L'un de cette série avait une excitation génésique insolite, c'était assurément celui qui mordait le plus.

Le maximum de l'action tanacétique se traduit donc par la tendance à mordre. A un degré plus inférieur c'est un appétit vorace, inconscient et déréglé. Plus bas, c'est tout simplement de la faim.

Mais cet appétit inconscient et déréglé ne se traduit-il pas dans la rage canine, par exemple, par la présence de tous ces corps étrangers, que l'on retrouve dans l'estomac des chiens qui en sont morts?

Dans la rage tanacétique, le même fait se reproduit au moins sur le lapin et sur le cochon d'Inde. Nos lapins morts de rage tanacétique ont la bouche, l'œsophage et quelquefois l'estomac remplis de paille.

J'ai vu, cette année, un lapin, qui subissait sous une cloche l'action des vapeurs d'essence de tanaisie, dévorant un gros morceau de mastic de vitrier. Des cobayes, après de petits accès convulsivants, mangeaient avec voracité des morceaux assez gros de branches de bruyère desséchée.

Enfin on retrouve encore dans les effets tanacétiques ce besoin qu'ont certains animaux enragés de courir. Avec des doses modérées d'essence de tanaisie, ce phénomène apparait souvent chez les lapins. Nous avons vu cet hiver deux cobayes pris de course effrénée, s'arrêter subitement et se détourner comme devant un objet imaginaire. Même quand les doses sont convulsivantes, le même fait se reproduit : les animaux projetés sur le sol pendant la convulsion tanacétique, font marcher leurs pattes avec rapidité l'une après l'autre comme s'ils voulaient courir.

La rage tanacétique se rapproche aussi de la vraie rage par les lésions qu'elle produit; ce sont des hémorragies sous-pleurales, des *infarcti* sanguins du foie, des mucosités spumeuses sanguinolentes de la trachée et des bronches.

En un mot, tous ces phénomènes sont des faits d'excitation médullaire et surtout bulbaire, et, partant, d'excitation des pneumo gastriques.

Or c'est bien dans le bulbe et dans la moelle qu'ont été placées, dans ces derniers temps, les lésions fonctionnelles de la vraie rage, au moment où celle-ci détermine la mort.

Mais ces lésions fonctionnelles peuvent exister sans poison rabique. De simples méningites quelquefois les déterminent. Je connais deux cas de cette nature. L'un d'eux s'est produit à la fin d'une méningite tuberculeuse. Le petit sujet de cette observation mordait tout ce qu'on approchait de lui; il avait de l'hydrophobie, il mordait même ses poignets. Cet état dura les deux jours de la fin. L'autre cas m'a été signalé par mon ami le professeur Pitres.

L'essence de tanaisie a donc une action élective sur le bulbe, tout comme le poison rabique, ferment ou leucomaïne. Ils excitent tous deux cet organe à la manière de l'inflammation tuberculeuse des méninges de cette région, et peut-être comme le ferait une simple excitation mécanique.

Nous pouvons donc donner à des appareils symptomatiques semblables le même nom, et nous pouvons, je crois, appeler les effets rabiques de la tanaisie : *rage artificielle, rage tanacétique ou simili-rage.*

Néanmoins, il nous a paru intéressant de pousser plus loin nos recherches et de savoir si cette rage tanacétique, que nous supposions sans ferment, n'était pas, elle aussi, contagieuse.

Nous avons fait une série d'inoculations sous-méningiennes de moelle diluée de lapin mort de rage tanacétique, soit sur d'autres lapins, soit sur des oiseaux, et nous n'avons constaté la production d'aucune rage. Un de ces lapins est inoculé depuis le 10 mars 1887, c'est-à-dire depuis sept mois, et est toujours vivant.

Donc, la rage tanacétique n'est pas plus contagieuse que le tétanos strychnique. Il en serait de même très probablement du tétanos, que l'on essayerait de produire avec la leucomaïne que les Allemands viennent d'isoler du ferment tétanique, qu'ils ont cristallisée et à laquelle ils ont donné le nom de *tétanine*. Il en serait aussi de même, croyons-nous, pour la leucomaïne rabique, si on pouvait, un jour ou l'autre, la séparer du ferment rabique. Il n'y a de contagieux dans les maladies virulentes ou dans les fermentations en général que l'élément ferment. Il n'y a que lui qui se donne, que lui qui se communique.

Nous avons essayé d'isoler la leucomaïne de la vraie rage non chimiquement, nous ne sommes pas assez chimiste pour cela, mais biologiquement.

Nous avons fait, dans ce but, des injections intraveineuses de moelle rabique diluée avec de l'eau stérilisée. Nous pensions injecter ainsi une certaine quantité de leucomaïne qui produirait instantanément des effets toxiques que nous pourrions probablement apprécier. Nous avons bien tué de cette façon deux lapins, mais c'était d'embolie; car, quelques jours après, nous avons injecté, à la même dose, du virus rabique, filtré sur du papier de Berzélius, virus qui a déterminé la mort quelque temps après, de rage paralytique, et qui était par conséquent bon, et nous n'avons observé aucun phénomène immédiat appréciable. Or, la leucomaïne rabique n'avait pas dû rester sur le filtre, à moins cependant qu'elle ne soit pas soluble dans l'eau, ce qui est bien possible, et ce qui est plus probable, à moins qu'elle ne se soit pas trouvée en quantité suffisante dans la petite portion de bulbe qui nous avait servi à faire le mélange rabique virulent. Nous ne pouvons donc rien conclure de ces faits, et ce sont des expériences à recommencer et à perfectionner.

Dans une prochaine communication, nous ferons voir

que la rage tanacétique *et la vraie rage* semblent avoir *le même antagoniste*, le CHLORAL.

A la suite de cette communication, M. Colin, d'Alfort, s'étonna de ce que nous ayons donné le nom de rage à ces phénomènes. Il avait obtenu, disait-il, des effets rabiques avec le Hoang-Nan et n'avait jamais eu l'idée d'appeler cela de la rage.

Chose bien curieuse ! nous avons trouvé, depuis cette réflexion de M. Colin, un fait signalé par notre excellent ami M. Mauriac, de Bordeaux, dans les mémoires de la Société de médecine de cette ville : le Hoang-Nan est employé depuis longtemps en Égypte contre la rage. Nous croyons donc qu'il serait intéressant de savoir si le Hoang-Nan, qui produit les phénomènes rabiques dont parle M. Colin, ne contiendrait pas, lui aussi, un vaccin chimique contre la rage, comme la tanaisie.

La communication suivante a été lue à l'Académie des sciences par M. Brown-Séquard, le 17 octobre 1887.

CINQUIÈME COMMUNICATION

De l'action préventive de l'hydrate de chloral contre la rage tanacétique, ou simili-rage, et contre la vraie rage.

Avec des vapeurs ou des injections intraveineuses d'essence de tanaisie et des vapeurs ou des injections sous-cutanées de chloral, nous avons institué deux séries d'expériences, sur des lapins et sur des oiseaux.

Dans la première, après avoir produit préalablement la rage tanacétique, nous essayâmes de l'arrêter par des injections sous-cutanées de chloral. Nous remarquâmes que, lorsque les convulsions tanacétiques étaient établies, l'arrêt n'avait pas lieu.

Si, au contraire, nous soumettions nos animaux à l'action préalable du chloral et que, lorsqu'ils étaient endormis, ou même simplement étourdis, nous leur administrions, par les procédés déjà cités, une certaine dose d'essence de tanaisie, les effets convulsivants ne se produisaient pas ou ne se produisaient que tardivement après des doses répétées de cette essence, lorsque la quantité de chloral était insuffisante.

Le chloral, s'il n'avait pas d'action curative sur cette rage tanacétique, avait évidemment sur elle une action préventive.

Nous avons déjà fait connaître ces faits en 1872 et, au Congrès de Lyon, en 1873, nous avons répété ces expériences devant la section d'agronomie du Congrès.

Nous avons pensé que, puisque la rage tanacétique ressemble tant à la vraie rage et qu'elle est empêchée par l'emploi préventif du chloral, l'antagoniste de cette dernière pourrait aussi être le chloral employé préventivement.

En 1877, l'observation d'un cas où la rage paraissait probable chez l'homme sembla nous donner raison.

Un petit jeune homme mordu au mollet, par un chien qui mourut de la rage et qui fut examiné par un vétérinaire, prit, sur notre conseil, du chloral pendant quarante jours, à la dose progressive de 1 gramme, 2 grammes, puis 3 grammes par jour. Ce petit jeune homme n'est pas devenu enragé.

Depuis lors, je ne sache pas qu'aucune expérience dans ce sens ait été tentée.

M. Pasteur, par ses découvertes sur la rage expérimentale, nous a donné l'idée de reprendre nos travaux et d'étudier comparativement cette rage et la rage tanacétique. C'est ce que nous avons fait cette année.

Nous nous sommes d'abord assuré que la rage tanacétique n'est pas contagieuse.

Nous avons encore à la Faculté de médecine de Bordeaux un lapin inoculé depuis le 10 mars dernier, et il est évident qu'il ne deviendra jamais enragé, car la rage tanacétique est une rage sans virus, sans ferment, et il n'y a que les virus, les ferments, qui se donnent, qui se communiquent.

C'est en faisant ces expériences et quelques autres, dont l'intérêt pratique apparaîtra bientôt, que nous avons découvert le fait suivant :

Le 6 mars dernier, sur un lapin noir de forte taille, nous inoculâmes, par la méthode sous-méningienne, du virus rabique pris sur le nommé Berger, mort, six mois après la vaccination pastorienne, de rage paralytique dans le service de notre ami le professeur Pitres. Ce virus en était à la troisième série d'inoculation sur des lapins. La rage paralytique dans les séries précédentes était toujours arrivée fatalement vers le quinzième jour. Six témoins furent en même temps inoculés avec le même virus. Les six témoins sont morts de rage paralytique depuis plus de six mois et le lapin noir vit encore. Il n'a éprouvé qu'une légère tristesse vers le seizième jour de son inoculation, qui a aussitôt disparu. Voici comment il a été traité :

Le 10, le 11 et le 12 mars, il a subi sous une cloche, pendant deux heures, deux heures et demie, l'action des vapeurs de chloral sans s'endormir ; le 13, le 14, le 15, le 16, le 17, le 18, le 19, il a reçu sous la peau des doses de 0 gr. 10, 0 gr. 20, jusqu'à 0 gr. 30 de chloral en solution, 25 grammes pour 250 grammes d'eau. Il y a eu, en tout dix jours de traitement.

Selon toutes les probabilités, ce lapin ne deviendra jamais enragé puisqu'il y a sept mois qu'il a été inoculé par les méninges.

Or, si la rage expérimentale a une évolution toujours fatale et régulière, ce que tous les faits semblent absolument démontrer, il n'y a pas de doute que le chloral ait ici agi d'une façon absolument certaine comme préventif de la vraie rage.

Et, maintenant, si l'on rapproche de ce fait celui que j'ai déjà observé sur l'homme, on est bien obligé d'admettre que le chloral fournit de grandes espérances comme médicament préventif de la rage humaine.

Agit-il par une action antiseptique *élective* sur le système nerveux, ou simplement par son action sédative ? Peut-être par l'une et par l'autre (1).

Enfin le 21 novembre 1887, parut la communication que nous avions, sur les conseils de notre excellent maître et présentateur, retardée jusqu'à ce moment et dont la substance était en entier dans celle qu'il devait faire le 5 septembre 1887. (Voir page 12).

Cette communication est extraite de la *Gazette hebdomadaire des sciences médicales de Bordeaux*, qui l'a publiée *in extenso*.

(1) C'est à la même séance de l'Académie des sciences que M. Charrin annonça l'immunité par les produits solubles de la fermentation pyocyanogène, premier exemple, après la vaccination tanacétique, d'immunité produite par un vaccin chimique.

SIXIÈME COMMUNICATION

Vaccination contre la rage par l'essence de tanaisie.

NOTE LUE A L'ACADÉMIE DES SCIENCES, PAR M. BROWN-SÉQUARD

(Séance du 21 novembre 1887).

M. Colin d'Alfort nous demandait, il y a quelques jours, pourquoi nous avions donné le nom de rage tanacétique, de simili-rage aux effets si remarquables de l'essence de tanaisie.

C'est en considérant les choses de cette façon que nous sommes arrivé à découvrir l'action préventive du chloral contre la rage, objet de notre dernière communication. C'est aussi ce même ordre d'idées qui nous a conduit à la découverte non moins intéressante du fait que nous allons exposer devant vous.

Dès 1872, nous avions dit : « Les corps isomères atomiquement sont isomères biologiquement, pourvu qu'ils soient également assimilables. » De là à penser que les corps qui présentaient les mêmes propriétés biologiques avaient la même constitution atomique, il n'y avait qu'un pas (1).

Or, les propriétés de l'essence de tanaisie ressemblaient tellement à celles du poison rabique, poison dont la nature

(1) M. Blake a constaté depuis longtemps par rapport à l'isomorphisme des corps ce que nous avons constaté par rapport à leur isomérie : *les corps isomorphes ont les mêmes propriétés biologiques ;* mais ces travaux sont bien différents des nôtres, car deux corps isomères peuvent très bien ne pas être isomorphes. L'essence d'absinthe et le camphre du Japon ne sont pas isomorphes, ils ont cependant les mêmes propriétés biologiques parce qu'ils sont isomères.

était inconnue, que nous avions cru, dès ce moment, devoir les appeler *rage tanacétique.*

L'essence de tanaisie devait donc avoir une constitution atomique, sinon identique, du moins se rapprochant beaucoup de cet inconnu : le poison rabique.

Mais la théorie microbienne des virus nous éloigna momentanément de cette idée, et ce n'est, disons-le, que l'importante découverte des leucomaïnes qui nous en rapprocha.

Nous considérâmes, dès lors, la rage comme une vraie fermentation avec un élément proliférateur le ferment et, avec un produit de ce ferment, le poison, la leucomaïne rabique, substance chimique susceptible d'être définie comme l'essence de tanaisie elle-même et peut-être isomère de celle-ci. Dans tous les cas, cette théorie nous expliquait les faits d'identité d'action que nous avions observés ; aussi essayâmes-nous, dès le début de nos recherches, d'isoler biologiquement cette leucomaïne sans succès jusqu'à présent.

Mais il nous restait encore entre le poison rabique et l'essence de tanaisie un terme de comparaison bien plus facile à étudier et non moins saisissant : c'était d'essayer de vacciner avec cette essence comme on vaccinait avec le poison rabique.

Évidemment, lorsque l'illustre savant qui découvrit les virus atténués vaccinait contre la rage, c'était avec ce poison, cette leucomaïne rabique qu'il vaccinait ; l'atténuation portait sur le pouvoir proliférateur des ferments et, partant sur le produit de ces ferments, et plus M. Pasteur atténuait, moins il donnait de leucomaïne, de poison rabique.

En somme, diminuer de moins en moins la vitalité, le pouvoir proliférateur du ferment rabique, c'était donner des doses de plus en plus élevées de poison rabique, de façon à habituer l'organisme à la tolérance de ce dernier.

Et, si nous avions raison de penser ainsi, le microbe ou plutôt le ferment ne devenait donc plus nécessaire pour vacciner ; la leucomaïne, produit de la fermentation rabique, devait seule suffire, et l'essence de tanaisie, que nous supposions son isomère, devait tout aussi bien vacciner qu'elle.

Nous instituâmes donc avec cette essence deux séries d'expériences.

Nous vaccinâmes avant l'inoculation rabique.

Nous vaccinâmes après l'inoculation rabique.

La première série d'expériences a réussi complètement, et nous avons à la Faculté de médecine de Bordeaux cinq lapins : quatre ont été vaccinés avec des injections sous-cutanées d'essence de tanaisie, une division de seringue de Pravaz chaque jour, du 6 au 17 mars. Puis, le 25, chacun d'eux a reçu sous la peau de la nuque deux seringues d'un virus rabique, qui a tué depuis deux témoins de rage paralytique ; l'un avait été inoculé aussi sous la peau de la nuque et est mort au commencement de mai ; l'autre n'avait reçu dans les veines qu'une demi-seringue du même virus filtré sur du papier de Berzélius et a survécu, malgré l'injection intraveineuse, jusqu'au 24 juillet.

Quant aux quatre vaccinés avant inoculation, ils sont encore vivants et il y a près de huit mois qu'ils ont été inoculés de la rage.

Chose plus curieuse encore ! Un cinquième lapin, qui n'a subi qu'une seule injection intraveineuse de deux gouttes d'essence de tanaisie et qui n'a eu qu'une seule convulsion tanacétique passagère, inoculé le même jour, de la même façon, avec la même quantité du même virus, est encore, lui aussi, vivant. Une seule injection d'essence de tanaisie a donc suffi pour lui procurer l'immunité ; or, il s'est écoulé, entre la vaccination et l'inoculation, 19 *jours*.

Donc, pendant dix-neuf jours au moins, l'essence de tanaisie empêche sur le lapin l'action nocive du ferment rabique.

Il est probable que cette immunité durera plus longtemps ; l'appréciation de cette durée fera, du reste, l'objet de nos prochaines recherches.

Quoi qu'il en soit, ce fait a des conséquences pratiques dont on ne peut prévoir toute l'étendue.

Outre qu'il semble donner raison à la théorie qui nous a conduit à sa découverte, théorie qui devra nous amener à la recherche des *leucomaïnes-vaccins*, l'inoculation tanacétique est une vraie vaccination et non une inoculation proprement dite, aveugle et susceptible, dans certains cas, de devenir dangereuse par une trop grande intensité dans la prolifération du ferment rabique et, partant, du poison de la leucomaïne rabique qu'il produit, ainsi que cela peut trop souvent se passer, même entre les mains des plus habiles expérimentateurs avec des virus qui peuvent ne pas toujours être aussi atténués qu'on le voudrait, introduits surtout sur des sujets plus ou moins disposés à la réceptivité.

C'est ici de la *simili-rage* dont l'intensité peut être dosée comme le médicament qui l'a produit. Cette simili-rage empêche la rage, comme la simili-variole empêche la variole, avec cette différence bien étonnante en faveur de la nouvelle méthode, si du moins des expériences multipliées viennent la confirmer, c'est qu'il n'y a plus là, comme dans les virus atténués et dans la méthode de Jenner elle-même, des ferments vaccinateurs dont la multiplication imprévue peut produire des accidents. On vient de citer, dans ces derniers temps, à la Société de médecine de Berlin, un cas de vaccine généralisée. Il n'y a dans la vaccination que nous produisons qu'une substance CHIMIQUE, définie, dosable, un MÉDICAMENT-VACCIN, une sorte de leucomaïne végétale.

A la suite de ces premières communications, on exprima généralement le désir de me voir mis à même de continuer sur une grande échelle ces recherches dont l'importance n'échappait à personne.

Je crus dès lors de mon devoir de m'adresser à certaines individualités ou associations qui auraient pu m'aider à remplir ce programme ; mais pour des raisons diverses dans l'explication et l'appréciation desquelles je n'ai pas à entrer, je ne pus trouver auprès d'elles aucun appui.

Je compris bientôt que ce que j'avais de mieux à faire, c'était de m'aider moi-même, et je fis installer dans ma propriété de Saint-Émilion de nombreux parcs et un laboratoire bien incomplet sans doute ; et muni des meilleurs de tous les instruments, de ma bonne volonté et de mon ardent désir de découvrir la vérité, je recommençai aussi bravement qu'il était en mon pouvoir ces expériences.

Malheureusement la difficulté de me procurer des chiens, mon insuffisante installation et peut-être aussi la crainte qu'avaient ceux qui m'entouraient de voir ces chiens devenir enragés, tout cela m'a fait choisir encore cette année le lapin comme sujet d'expérience, et sur plus de deux cents de ces animaux, j'ai observé, cet hiver, une série de faits aussi intéressants que variés.

C'est à la suite de ces recherches que j'ai fait à la Société de médecine et de chirurgie de Bordeaux une première communication où j'ai pris date des phénomènes observés ou en cours d'observation.

Cette communication comprenait, à peu de chose près, ce que j'ai fait connaître dans ces derniers temps aux diverses sociétés savantes et que l'on va lire dans les communications suivantes.

J'ai montré en outre, à la Société, pour la première fois, de l'alcool filtré où j'avais fait macérer seize cerveaux rabiques mis en bouillie, alcool que je devais faire évaporer dans le vide au laboratoire de mon excellent confrère et ami le professeur Jolyet. Un accident opératoire a malheureusement empêché cette première expérience d'aboutir.

Je montrai aussi une boîte de conserve remplie de cervelles de veau, de bœuf, ou mouton mises en bouillie stérilisées et dans laquelle j'avais inoculé, par un procédé qui mettait le contenu à l'abri du contact de l'air, une petite quantité de virus rabique. Malheureusement j'avais oublié de préparer ce virus rabique à l'abri des poussières atmosphériques, dans de l'acide carbonique par exemple. L'expérience ne réussit pas.

C'était un peu avant cette communication que M. Pasteur présentait à l'Académie des sciences le travail de MM. Roux et Chamberland, publié dans le numéro de décembre 1887 des Annales de l'Institut Pasteur, où ces derniers établissent la vaccination par les produits solubles du vibrion septique.

A ce propos, l'illustre académicien faisait ressortir toutes les conséquences de la découverte *des vaccins chimiques dosables*, et se félicitait de ce que ce fût dans son laboratoire qu'un pareil fait ait été démontré. Évidemment, M. Pasteur, qui avait été longtemps malade à l'automne dernier, ne connaissait pas mes travaux sur le vaccin tanacétique.

Mais passons aux communications qui rendent compte de mes nouvelles recherches.

SEPTIÈME COMMUNICATION

Note sur la rage.

LUE A L'ACADÉMIE DE MÉDECINE

(Séance du 10 avril 1888).

J'ai l'honneur de présenter à l'Académie de médecine les résultats de mes nouvelles recherches sur la rage.

J'ai continué cette année mes expériences sur les rapports qui existent entre la *rage tanacétique* et la *rage virulente* ou *vraie rage*, et j'ai constaté un premier fait nouveau : sur des animaux auxquels j'ai donné par les veines des doses convulsivantes d'essence de tanaisie, il se produit une véritable blépharo-conjonctivite due probablement à l'élimination par les glandes lacrymales ou conjonctivales de cette essence ou de produits qui en proviennent.

Ce même fait, je l'ai retrouvé dans la rage du lapin. On dirait, encore ici, que le poison rabique agit à la façon de l'essence de tanaisie.

Quant aux faits d'immunité produits par l'usage préventif du chloral et qui n'avaient été observés par nous qu'une fois sur l'homme, une fois sur un lapin noir qui a vécu quatorze mois après l'inoculation sous-méningienne, ils se confirment de plus en plus, et, malgré les surprises que m'a occasionnées, au début de mes expériences de cette année, un virus qui a tué par les méninges en cinq jours, par la conjonctive en huit ou neuf jours, par la peau de la nuque en douze ou treize jours, j'ai obtenu de nombreux résultats positifs ou qui, du moins jusqu'à présent, paraissent l'être.

J'ai de plus vacciné avant inoculation et déterminé l'immunité, malgré l'inoculation de ce virus par la méthode sous-méningienne; mais je dois dire qu'en présence de sa virulence, j'ai préféré employer l'inoculation sous-conjonctivale; dans cette voie, j'ai eu de nombreux succès, même après trois mois de vaccination.

Voici, du reste, comment je procède. Avec des solutions d'essence de tanaisie dans l'huile d'amandes douces, une goutte sur 10, deux, trois, quatre, cinq, jusqu'à six et sept gouttes suivant la puissance du sujet, je fais des injections sous-cutanées plus ou moins intensives, une le matin, l'autre le soir, en reprenant en général le matin l'injection à la dose du soir; puis je laisse les animaux se remettre, et ce n'est que quand ils sont absolument remis que je fais des inoculations rabiques, en général par les conjonctives (1).

J'ai constaté que les revaccinations rendaient la proportion de nos succès plus considérable, qu'elle soit faite avant l'inoculation, pour établir davantage l'habitude, ou qu'elle soit faite après, pourvu, dans ce dernier cas, qu'elle ne détermine pas de perturbation, d'état morbide.

J'ajouterai que mes animaux vaccinés avant inoculation sous la nuque, et dont j'ai parlé dans ma dernière communication à l'Institut, se portent toujours très bien; ils ont été inoculés le 25 mars dernier; trois d'entre eux, qui étaient des lapines, ont fait des petits, qui, à un mois et demi, ont été inoculés et qui n'ont pas hérité de l'immunité de leur mère.

L'année dernière, j'avais fait une série de vaccinations après inoculation; j'en avais communiqué les résultats à la Société de Biologie; lorsque je donnais de trop fortes doses d'essence et surtout des doses quotidiennes, je déterminais la rapidité dans l'évolution rabique, juste le contraire de ce que je cherchais à obtenir; lorsque mes doses étaient plus modérées, mais néanmoins encore perturbatrices, j'arrivais à une évolution plus lente et j'avais pu ainsi prolonger vingt-cinq jours la vie d'un animal inoculé par les méninges; j'en concluai que je donnais de trop fortes doses d'essence.

(1) Nous avons pu administrer, dans ces derniers temps, jusqu'à 10 et 12 gouttes d'essence, sans déterminer des convulsions en produisant progressivement la tolérance.

J'ai repris ces expériences cette année avec succès *après inoculation sous-conjonctivale*, et ce n'est plus une immunité relative que j'ai obtenue, c'est une immunité, jusqu'ici du moins, absolue; j'ai des animaux qui ont trois mois de survie. La revaccination, dans ce cas, toujours à dose non perturbatrice, a établi plus sûrement mes résultats.

Il y a donc une dose vaccinatrice qu'il faut savoir distinguer de la dose perturbatrice, puisque l'une arrête et que l'autre avance l'évolution rabique. Et, Messieurs, l'action perturbatrice, que produit-elle? Tout simplement un désordre dans le fonctionnement des organes, au moment même où ceux-ci auraient besoin de fonctionner le mieux pour éliminer le poison rabique, et c'est l'accumulation, dans l'organisme, de ce poison qui détermine cette mort si fatale de la rage déclarée.

Et ce n'est pas seulement l'essence de tanaisie qui produit cette action perturbatrice; de trop fortes doses de chloral agissent dans le même sens et accélèrent le mouvement.

Nous avons vu des symptômes de rage paralytique se déclarer au *troisième jour* du traitement, puis disparaître par la cessation du chloral; des animaux trop fortement chloralisés sont morts de *vraie rage paralytique* au cinquième jour de l'inoculation.

A tel point que nous avons cru, à un moment donné, que le chloral avait une action vaccinatrice à la façon de l'essence de tanaisie, en produisant une habitude paralytique qui mettrait les lapins à l'abri de la rage *par accoutumance;* mais nos premiers essais de vaccination avec le chloral avant inoculation ne nous ont donné jusqu'ici que des résultats négatifs.

Le mouvement accélérateur de la rage peut être produit par toute impression morbide, interne ou externe.

Un de nos lapins guéris depuis quatorze mois a succombé à un état probablement rabique, à la suite de castration et autres lésions chirurgicales faites par ses camarades. J'ai inoculé son bulbe, et nous serons bientôt fixé sur ce point.

En revanche, si des perturbations de l'organisme peuvent produire de pareils résultats, de simples états physiologiques peuvent retarder l'évolution rabique.

La grossesse, par exemple, est dans ce cas; nous l'avons signalé l'année dernière (1).

Et cette année, nous avons une lapine qui, inoculée depuis trois mois par la conjonctive, n'est pas devenue encore enragée. Elle a cependant donné naissance à des petits dont la virulence du bulbe a été démontrée sur trois témoins, toutefois avec un retard dans l'évolution rabique.

Un autre fait que l'expérimentation nous a permis de constater cette année, c'est que nos lapins guéris ont, à un moment donné, *une rage fruste cachée* se manifestant seulement par la virulence de leur bulbe au moment même où nos témoins meurent.

C'est à ce moment qu'il est important que l'organisme soit habitué, soit accommodé à la tolérance et à l'élimination de la leucomaïne, qu'il soit, en un mot, *mithridatisé* pour résister à cette formation rapide et abondante de ce poison bulbaire. Il faut, en effet, que le poison *puisse tuer le ferment qui l'a produit sans détruire l'organisme du malade.*

C'est, du reste, tout le secret des immunités qu'elles soient dues aux maladies virulentes elles-mêmes, aux vaccins virulents, ou à ce que nous avons appelé *vaccins chimiques, médicaments leucomaïnes-vaccins.*

Le chloral et l'essence de tanaisie, dont les effets biologiques sont si opposés, aboutissent tous les deux *au même résultat thérapeutique* : l'un, en produisant la tolérance du bulbe par son action sédative et antagoniste du poison rabique et de l'essence de tanaisie ; l'autre, en amenant cette même tolérance par l'habitude, par la gymnastique fonctionnelle, par l'accoutumance.

Nous montrerons, de plus, que nous avons isolé, au moins biologiquement, le poison rabique, et qu'il existe entre lui et le poison tanacétique des rapports physiques et biologiques fort intéressants.

(1) M. Galtier l'avait signalé avant nous.

HUITIÈME COMMUNICATION

Nouvelles recherches expérimentales sur la rage, sa prévention par le vaccin tanacétique ou le chloral.

EXTRAIT DES COMPTES RENDUS DES SÉANCES DE LA SOCIÉTÉ DE BIOLOGIE

(Séance du 14 avril 1888).

J'ai l'honneur de présenter à la Société la suite des résultats que j'ai obtenus en continuant mes recherches sur la rage. Je rappellerai que c'est ici que j'ai, le 30 avril 1887, pris date de la plupart des résultats de ces recherches.

Dès 1872, j'avais signalé les effets rabiques si remarquables de l'essence de tanaisie retirée du *tanacetum vulgare*. Les expériences que je faisais à ce moment sur plusieurs isomères m'avaient conduit à penser que, ainsi que l'a découvert M. Blake, les *corps qui avaient les mêmes propriétés biologiques devaient avoir la même constitution atomique*, ou, tout au moins, se rapprocher beaucoup atomiquement les uns des autres. Les effets rabiques de l'essence de tanaisie me faisaient donc supposer qu'elle devait ressembler, chimiquement, à cet inconnu, le *poison rabique*. Mais comment démontrer cela ?

Je découvris aussi, à cette époque, que le chloral administré préventivement, empêche les phénomènes rabiques de l'essence de tanaisie ; j'en conclus, bien entendu, à l'emploi préventif du chloral dans la rage, et, en 1877, j'eus pour la première fois l'occasion de l'essayer sur l'homme, dans un cas de rage probable, et ceci avec succès, puisque le malade mordu n'est jamais devenu enragé.

Ce fut pour moi l'occasion de la publication d'un premier

mémoire dans la *Tribune médicale* de 1879, qui fut reproduit par presque toute la presse scientifique.

Les phénomènes si *nettement bulbaires* de l'essence de tanaisie ressortant de mes expériences, contribuèrent peut-être un peu à attirer, à ce moment-là, l'attention de M. Duboué, de Pau, sur la théorie nerveuse et le siège de la rage, siège qu'il a si nettement démontré, la même année, dans son remarquable mémoire sur le traitement rationnel et la pathogénie de cette affection.

Vous savez ce qu'il advint : M. Pasteur prit dans ce bulbe, *où siégeait la rage*, ce qu'il fallait pour la produire et fit cette magnifique découverte de la rage expérimentale, qui a tant contribué à l'étude de la question et qui fut la cause première de cette méthode de prophylaxie, qui a rendu de si éminents services et qui a fait tant de bruit dans le monde entier.

Je vous avoue que la théorie microbienne des virus, et, partant, de celui de la rage, me troubla singulièrement à partir de ce moment-là dans mes recherches, qui, du reste, étaient interrompues ; je ne trouvais pas *de microbes* dans ce poison tanacétique qui ressemblait tant au poison rabique dont je cherchais la nature, et je crus que la loi que j'avais posée sur l'isomérie biologique présentait ici une exception.

J'en étais là, lorsque la découverte des ptomaïnes fut pour moi une véritable révélation.

Romberg avait défini la rage une toxo-neurose, et M. Brouardel, qui avait rapporté cette définition, venait de faire, de concert avec M. Boutmy, une communication des plus importantes sur des poisons, résultats de la fermentation cadavérique et qu'ils appelèrent ptomaïnes. C'est, avec les recherches de M. Gautier, la seule chose que je connusse alors sur ces poisons des fermentations. Or, déjà dans mon esprit, le poison rabique devait être une substance de même ordre, chimiquement définissable, comme tous les poisons, et la constitution atomique de cette substance devait se rapprocher de celle de l'essence de tanaisie.

Malheureusement, je n'étais pas chimiste et ne pouvais me livrer à la recherche chimique du poison rabique, pas plus qu'à la détermination de la constitution atomique de l'essence de tanaisie.

Au reste, j'avais cru qu'elle avait été faite par M. Bruylants; je m'étais trompé; M. Bruylants n'a défini que le *camphre de tanaisie* ou *hydrure de tanacétyle* retiré de l'essence, et personne encore n'a annoté l'essence elle-même.

Mais les regrets que m'inspirait mon insuffisance comme chimiste disparurent bientôt devant un fait des plus importants.

M. Pasteur faisait dessécher des moelles rabiques pendant plusieurs jours, puis constituait, avec du bouillon stérilisé et ces moelles de plus en plus fraîches, un liquide qui, injecté sous la peau chaque jour, mettait les sujets à l'abri de la rage.

Peut-être M. Pasteur ne donnait-il, par ce procédé, que des doses de leucomaïne, de poison rabique en rapport avec le plus ou moins de dessiccation de ces moelles, de façon à déterminer progressivement la tolérance à cette grande impression toxique qui devait éclater le jour de l'apparition de la rage déclarée, le jour de l'empoisonnement rabique?

Cette hypothèse explique pourquoi j'ai eu à ce moment l'idée de vacciner contre la rage avec l'essence de tanaisie que je croyais l'isomère du poison rabique; c'était pour démontrer que, dans la méthode de prophylaxie de M. Pasteur, ce n'était que la ptomaïne qui agissait en amenant la tolérance à la façon de tout autre poison; cette idée, je la soutenais presque depuis la communication de MM. Boutmy et Brouardel. Elle s'était encore plus incrustée en moi depuis la communication de M. Gautier, et j'ignorais à ce moment les travaux de Panum et de tant d'autres sur ces produits toxiques retirés des centres de fermentation.

Donc, j'ai voulu vacciner contre la rage avec l'essence de tanaisie, et, vous le savez, après bien des péripéties expérimentales et autres, j'ai réussi.

Je ne vous ferai pas l'histoire de cette découverte, vous l'avez vue naître dans ma communication de l'an dernier; à ce moment j'avais essayé de vacciner après inoculation, sans autre résultat que la démonstration expérimentale de deux faits :

J'accélérais la rage en donnant de trop fortes doses d'essence;

Je la ralentissais notablement en donnant des doses plus modérées, mais que j'avais néanmoins démontrées encore trop fortes et *perturbatrices*.

J'avais fait, de plus, sur des vaccinés *avant inoculation*, des injections sous la peau de la nuque d'un bon virus rabique qui tua plus tard deux témoins, et je disais à ce moment-là, le 30 avril 1887 (mes animaux avaient été inoculés le 25 mars) : « *Ces vaccinés seront-ils réfractaires ?* »

Ils l'ont été et vivent encore *quatorze mois après* l'inoculation rabique.

Cinq lapins étaient dans ces conditions, et parmi eux un qui n'avait reçu qu'une seule fois une injection intraveineuse d'essence de tanaisie et qui avait été inoculé *dix-neuf jours après*.

Le fait de la *vaccination tanacétique* était donc, au point de vue scientifique, absolument démontré.

C'est alors que, grâce à la bienveillance du Président de la Société, ces résultats ont pu être connus de tous.

Or ces faits que quelques-uns m'ont reprochés d'être trop peu nombreux, je viens cette année de les contrôler sur une plus grande échelle. J'ai installé un laboratoire bien incomplet sans doute, mais me permettant d'avoir un grand nombre de lapins en expérience dans ma propriété de Saint-Émilion, et là, sur plus de *deux cents animaux*, je les ai étudiés de nouveau.

Mon virus de l'année dernière ne tuait qu'en quinze ou dix-sept jours ; j'avais d'un autre côté employé les inoculations sous la peau de la nuque, pour ce qui concerne du moins la série des vaccinés *avant inoculation ;* pour les vaccinés *après*, j'avais employé la contagion sous-méningienne. Quant aux doses vaccinatrices, je ne pouvais les préciser, je savais simplement que j'en avais donné de trop fortes, voilà tout.

Cette année, j'ai régularisé tout cela, et mes efforts ont tendu surtout à créer une véritable méthode de prophylaxie, tant avec le chloral qu'avec l'essence de tanaisie.

Je dois dire que le virus dont je me suis servi, qui en était à sa *trente-cinquième culture* sur le lapin, *virus de la rage des rues* et qui a tué des animaux *en cinq jours seulement* par l'inoculation sous-méningienne, m'a ménagé de très grandes surprises : par exemple, sur *quatre* vaccinés depuis treize jours et inoculés par les méninges, j'ai eu *trois morts* et *un* résultat positif, 20 pour 100 seulement (1).

J'étais loin de la proportion des 100 pour 100 de l'année dernière; aussi ai-je dû m'en tenir exclusivement, pour me laisser le temps d'agir, à l'inoculation sous-conjonctivale, quoique cependant avec ce même virus la mort apparaissait encore sur mes témoins au neuvième ou dixième jour.

Voici du reste comment j'ai procédé : J'ai commencé par une série d'expériences *avant inoculation*, j'ai vacciné tout d'abord dans la même période entre le 15 et le 25 décembre 1887, *cinquante lapins* de différentes force et taille avec l'injection sous-cutanée des solutions suivantes :

M. Pasteur se servait de moelles rabiques plus ou moins desséchées et les diluait dans un peu de bouillon qu'il injectait sous la peau; moi, pensant que le poison rabique seul agissait, j'ai fait prendre le poison tanacétique, *son isomère* supposé, tout à fait de la même façon.

Injections du premier jour :

1 goutte d'essence,

10 gouttes d'huile d'amandes douces, faites sous la peau le matin.

Le soir :

2 gouttes d'essence, 10 gouttes d'huile.

Le second jour :

2 gouttes d'essence,

10 gouttes d'huile.

Le soir :

(1) Cette extrême virulence à la trente-cinquième culture peut surprendre. Je crois devoir l'attribuer au mode d'inoculation qu'employait dans ses recherches M. Féré de Bordeaux, qui m'avait fourni ce virus. M. Féré n'attendait pas la mort de ses animaux pour inoculer leur bulbe. C'était pour ainsi dire du virus transmis de vivant à vivant. Ne serait-ce pas là la cause de son exaltation?

3 gouttes.

Le troisième, au matin :

3 gouttes et 4 gouttes le soir.

Le quatrième :

4 gouttes et 5 gouttes.

Le sixième :

5 gouttes le matin et 6 gouttes le soir.

Enfin, je suis arrivé à 7 et 8 gouttes chez quelques-uns. Vous voyez, Messieurs, que cette vaccination se rapproche beaucoup de celle de M. Pasteur.

De plus, comme j'avais constaté expérimentalement l'action antiseptique de l'essence de tanaisie à fortes doses, sur le microbe ou le ferment rabique, puisque la moelle rabique diluée avec cette essence ne donnait pas la rage, j'ai tout d'abord utilisé cette *puissance antiseptique* en faisant les injections vaccinatrices dans le département de l'injection inoculatrice; je parle bien entendu ici de ceux vaccinés *après inoculation.*

Quant à ceux vaccinés *avant*, c'est par série de quatre que je les ai inoculés par les méninges, et surtout par les conjonctives; j'ai eu des succès variables, mais qui ont toujours été de *50 p. 100 au moins;* souvent, j'ai constaté des succès de 80 p. 100, surtout chez ceux que j'ai revaccinés avec une méthode *moins intensive que la première,* au moment même où les témoins commençaient à être pris de la rage.

Depuis le mois de décembre, l'immunité a toujours duré, et dans mes dernières expériences, faites le 1er mars, j'ai eu encore des succès de *50 p. 100.*

Ayant constaté que la revaccination rendait l'immunité plus sûre, j'ai pris les derniers lapins vaccinés qui me restaient et je leur ai donné de nouvelles doses de vaccin tanacétique, me proposant de les inoculer dans *un an* pour voir si l'immunité *acquise par l'habitude* durera jusque-là.

C'est du reste de cette étude que doit naître l'application pratique de cette vaccination avant morsure aux chiens, prophylaxie la *plus hygiénique de toutes,* celle qui, supprimant la rage chez ces animaux, la supprimera tout à fait chez l'homme.

Il est bien entendu que je garde encore tous les sujets qui ont résisté pour savoir de quoi ils mourront.

Quoi qu'il en soit, je crois, pour le moment, le fait de l'immunité par la vaccination tanacétique, *avant inoculation, absolument démontré;* je n'ai pas besoin d'en faire ressortir toute l'importance tant au point de vue scientifique que pratique.

Quant au fait d'immunité *après l'inoculation* et que je n'ai pu entièrement démontrer l'année dernière, et j'ai dit pourquoi, parce que j'employais des doses perturbatrices, mes expériences de cette année l'ont, je crois, tout à fait confirmé.

En vaccinant dans le département de la piqûre inoculatrice, j'ai eu, dans ces derniers temps, jusqu'à *100 p. 100 de succès*, à la condition, je le répète, que la vaccination ne soit pas, dans ce cas, trop intensive et ne trouble en rien l'organisme de l'inoculé. Il faut, comme je l'ai dit l'autre jour à l'Académie de médecine, atteindre la dose vaccinatrice et éviter la dose perturbatrice. J'ai dit du reste aussi pourquoi ; je ne crois donc pas utile d'y revenir.

La même précaution est nécessaire lorsqu'on fait la prévention par le chloral ; mes expériences de cette année, à cet égard, ont du reste complètement confirmé celle que j'avais signalée l'année dernière sur mon lapin noir. J'ai obtenu des proportions de 50 à 80 p. 100 de succès à la condition toujours, je le répète, que le chloral n'agisse pas comme perturbateur ; dans le cas contraire, il avance au lieu de retarder l'évolution rabique à tel point que, le voyant se comporter selon les mêmes lois que la vaccination tanacétique, j'ai cru qu'il était lui aussi *vaccin*, et j'ai essayé de vacciner avec lui *avant l'inoculation*, mais j'ai complètement échoué.

J'ai alors voulu savoir s'il agissait comme *antiseptique :* avec la dose de 10 p. 100, dose de la solution dont je me servais pour mes injections préventives sous la peau, j'ai dilué de la moelle rabique, et j'ai injecté ce *virus chloral* sous les méninges ; mes animaux *sont morts de la rage.* C'est donc *comme sédatif* que le chloral agit ici.

Malgré cela, je dois dire que j'ai constaté qu'à dose concentrée, le chloral agissait sur la substance nerveuse en lui faisant subir une sorte d'émulsion. Dans ces conditions, la moelle rabique inoculée n'est plus virulente, le chloral agit donc, dans ce cas seulement et à cette dose, comme *antiseptique,* propriété qu'il sera important d'utiliser dans la prévention par cette substance, en injectant les solutions préventives de chloral, comme l'essence de tanaisie, dans le département de la piqûre inoculatrice. J'ai retrouvé cette antisepsie avec l'alcool à 90° et l'alcool phéniqué employé dans les mêmes conditions. Je n'insisterai pas plus longtemps sur ce point.

Je rappellerai seulement ce que j'ai dit l'autre jour à l'Académie de médecine, à savoir : que la prévention par le chloral et la vaccination tanacétique concourent l'une et l'autre *au même but thérapeutique, la tolérance du bulbe à l'action toxique sur lui de la leucomaïne, du poison rabique*, par deux procédés bien différents, l'un par *la sédation* dont nous avons parlé, action essentiellement antagoniste de l'excitation bulbaire, produite par le poison rabique ; l'autre, par habitude à cette excitation, par accoutumance, par *accommodation toxique*, par *mithridatisme.*

Laissez-moi vous dire, messieurs, puisque vous avez été mes premiers confidents dans cette découverte, que le poison rabique dont je vous parle tant, je crois bien l'avoir isolé, tout au moins biologiquement.

Ce fait fera l'objet d'une communication que j'aurai l'honneur de faire, je l'espère, bientôt à l'Institut de France.

Je n'insisterai pas davantage, j'ai déjà assez fatigué votre bienveillante attention ; mais je crois bien qu'après la communication que je viens de faire, je peux, sans immodestie autant que sans prétention, revendiquer l'honneur d'avoir le premier *vacciné avec un vaccin chimique*, dosable, analogue à celui dont M. Pasteur parlait dans une de ses dernières communications à l'Institut, en présentant le remarquable travail de MM. Roux et Chamberlan sur les vaccinations par les matières solubles de la fermentation septique, *sur ce vaccin chimique que j'ai appelé depuis le com-*

mencement de mes recherches, médicament, leucomaïne-vaccin; que ces médicaments, que ces leucomaïnes soient extraits du règne végétal comme l'essence de tanaisie pour la rage, la strychnine pour le tétanos, ou bien du règne animal comme la tétanine pour le tétanos, le poison rabique pour la rage, les poisons solubles de la fermentation septique, typhique, ou pyocyanogène.

NEUVIÈME COMMUNICATION

Pathogénie et traitement de la rage, — de l'inutilité des moyens curatifs, du traitement de la morsure.

(Séance du 19 avril 1888).

Je remercie tout d'abord la Société du tour de faveur qu'elle veut bien m'accorder. Mon intention est de vous communiquer deux points de mes recherches sur la rage, que je n'ai encore développés devant aucune société savante : l'*inutilité d'abord des moyens curatifs, et la nécessité de soigner la morsure.*

Je n'ai parlé, jusqu'à présent, que de la rage tanacétique ou simili-rage, que j'ai démontrée non virulente, de ses rapports avec la vraie rage, de la prévention des deux par le chloral et surtout de la vaccination antirabique avant et après inoculation avec l'essence de tanaisie, faits d'une importance capitale, puisqu'ils m'ont amené à la découverte du *vaccin chimique, dosable* et à celle des *médicaments des leucomaïnes-vaccins*. Ces faits, je les ai vérifiés cette année sur plus de deux cents lapins et l'on verra bientôt que j'ai pu isoler le poison rabique dont l'odeur se rapprocherait de celle de l'essence de tanaisie.

Dès l'année dernière, au mois de juillet, je disais, qu' « à défaut de ces sortes de leucomaïnes végétales que constituaient l'essence de tanaisie pour la rage, la strychnine pour le tétanos, il faudrait aller dans les centres de fermentation eux-mêmes, isoler les leucomaïnes animales, comme les Allemands venaient de le faire pour la tétanine, puis les purifier de leurs microbes et s'en servir pour produire l'immunité par habitude au poison, par mithridatisme, immunité qui, ne serait-elle que passagère, aurait toujours au moins une application facile et utile en temps d'épidémie, car elle ne pourrait jamais être achetée au prix d'un danger ».

De récents et importants travaux ont déjà depuis démontré que j'avais raison, et plusieurs maladies virulentes ont trouvé leur vaccin chimique dans ces centres de fermentation dont j'ai parlé.

Vous voyez donc, Messieurs, toute l'importance de cette voie thérapeutique; mais il est un point sur lequel je n'ai pas insisté, c'est sur un traitement encore plus préventif que les vaccinations, sur le traitement de la morsure ou de la piqûre inoculatrice.

Ici se soulève immédiatement une question de pathogénie dans laquelle il me serait bien difficile d'entrer, ne voulant pas abuser de vos précieux moments.

Est-ce par les nerfs, est-ce par le sang, que se propage le virus rabique?

Je m'en rapporte, à cet égard, tout à fait aux remarquables travaux de M. Duboué, de Pau, sur cette question, et je me déclare convaincu par ses arguments, qui me paraissent sans réplique, que c'est bien par les nerfs que la rage se propage jusqu'au bulbe; et, associant cette théorie nerveuse aux résultats de mes recherches personnelles, voici comment je comprends la pathogénie de cette affection.

Étant donné un mordu, les nerfs de la plaie divisés permettent aux ferments rabiques de se fixer sur eux. Là, ces ferments trouvent un moyen d'existence précaire, mais suffisant et de prolifération bien limitée. Car il en est de la fermentation rabique comme de toute fermentation. S'il faut un *ferment* susceptible de se multiplier aux dépens d'une *substance fermentescible*, il faut aussi une substance fermentescible qui, elle-même, aboutit à un *produit de fermentation*, et c'est ce produit qui, dans la rage, va constituer le poison rabique, ce qui tue.

Mais la substance fermentescible qui, selon toutes probabilités, est puisée dans les éléments chimiques du tissu nerveux est en bien petite quantité dans ces minces filets nerveux de la plaie pour que la fermentation du début soit bien rapide et que le produit de fermentation soit bien abondant. C'est pour cela que l'organisme ne s'en aperçoit même pas et que la santé persiste. Petit à petit, le ferment chemine et passe aux nerfs plus gros, pour arriver aux centres nerveux. Jusque-là, le poison rabique est en quantité insignifiante et le sujet se porte toujours bien; c'est pour cela que la rage met si longtemps à éclater, et que les effets de cette fermentation cachée, souterraine, ne se produisent qu'après un temps fort éloigné du moment de la morsure.

Mais ce ferment rabique a cheminé dans le système nerveux, en trouvant de plus en plus les éléments de sa formation; il est arrivé à la masse bulbo-cérébro-médullaire, à ce centre de substance nerveuse qui contient tous les éléments nécessaires à sa prolifération et à la fabrication du poison rabique.

Que se passe-t-il alors? Cette substance nerveuse devient tout d'abord inoculable, fait démontré par les expériences de M. Ferré, de Bordeaux, et les miennes. Il y a, à ce moment, une rage *fruste*, *cachée*, qui ne se manifeste que par la virulence de la substance bulbaire.

Puis alors, sous l'influence de l'abondance de la substance fermentescible, le produit de la fermentation s'exagère de pair avec le ferment lui-même. Il se passe alors ce premier phénomène de l'action du poison rabique sur le bulbe, ce que M. Ferré a appelé les phénomènes respiratoires, ce que j'appellerai *la rage respiratoire*. L'organisme réagit encore, et ne paraît pas malade, l'élimination du poison se fait encore assez bien pour ne pas trop troubler ses fonctions; mais le poison augmente, et tout d'un coup, sa présence n'est plus équilibrée par les fonctions éliminatrices, il s'accumule. A ce moment, il agit avec une telle intensité sur le bulbe que les fonctions de celui-ci s'altèrent de plus en plus, que l'accumulation et l'intoxication augmentent jusqu'à ce que la mort arrive.

Autrement dit : quand le ferment rabique est arrivé au bulbe et qu'il a formé assez de poison pour que les fonctions de celui-ci soient altérées et que l'organisme ait été perturbé suffisamment, à ce moment la mort est fatale, la quantité de poison étant trop grande d'un côté et le fonctionnement de l'organisme trop insuffisant de l'autre, pour que le poison rabique puisse être éliminé.

C'est pour cela que rien ne guérit la rage déclarée.

J'ai essayé en vain depuis cinq mois : l'essence de tanaisie, le chloral à haute dose, l'antipyrine (c'est la substance qui semble avoir le plus prolongé l'existence), le salicylate de soude, l'acide phénique, l'alcool à 90°.

J'ai l'entention d'essayer encore la pilocarpine, l'acide carbonique que mes expériences de 1872 sur la prévention de la rage artificielle ou simili-rage m'indiquent; mais je ne crois pas réussir.

Il faudrait trouver un éliminateur du poison rabique, un fixateur de ce poison qui est très volatil et, pour le moment, cela paraît presque impossible.

Il reste donc à faire de la prévention, et c'est là que nos efforts et ceux de M. Pasteur ont tendu jusqu'à ce jour; c'est du reste la voie que j'ai suivie dès le commencement de mes recherches sur la rage en 1872 et 1877.

Mais dans cette prévention, vous comprenez, Messieurs, combien il faut agir avec rapidité, peu de temps après la morsure, avant, autant que possible, que le ferment rabique ait produit de troubles dans l'organisme, et vous comprenez aussi pourquoi j'ai dit, l'autre jour, à l'Académie de médecine qu'il fallait avec les vaccins atteindre la dose vaccinatrice, mais éviter la dose perturbatrice.

La perturbation peut toujours favoriser le développement de la rage.

On ne sait pas combien va durer dans l'organisme ce ferment rabique. Il est probable que, si c'est un microbe, il est tué, comme la plupart, par le poison qu'il contribue à former quand ce poison est en assez grande quantité. Mais en mourant ne laissent-ils pas quelques germes qui pourraient à un moment donné se développer? On n'en sait absolument rien.

Je viens de voir un lapin traité préventivement par le chloral, devenu peut-être enragé quatorze mois après l'inoculation sous-méningienne et ce, sous l'influence d'une action perturbatrice occasionnée par les mauvais traitements de ses camarades : il avait été châtré : j'ai inoculé bulbe de ce lapin et je serai fixé d'ici quelque temps (1).

Il résulte donc de tout cela que les méthodes préventives sont les seules qui aient jusqu'à présent une action sérieuse; mais il en est une parmi elles encore plus préventive, ai-je dit, que les méthodes de prophylaxie que M. Pasteur et moi préconisons : c'est le traitement de la morsure. Ce traitement, on pourrait l'appeler antiseptique, car il agit toujours en détruisant le ferment rabique. C'est la cautérisation au fer rouge ou par d'autres procédés, le lavage de la plaie avec différents liquides antiseptiques.

Il est difficile de savoir bien ce que l'on fait avec le cautère actuel. Selon que l'instrument est plus ou moins rouge, on agit plus ou moins profondément. Il faut agir profondément, surtout si l'on n'agit pas de suite, car le ferment rabique a déjà pu un peu cheminer dans l'épaisseur des tissus.

C'est pour cela que les caustiques potentiels, qui portent leur action toxique sur une épaisseur de tissus plus considérable, paraissent plus aptes à atteindre plus profondément le ferment rabique : la pâte de Vienne, par exemple. Au reste, il est à peu près démontré que la cautérisation peut agir après plusieurs heures, le lendemain même de la morsure, ce qui prouve que le ferment rabique ne va pas si vite que cela. Il est aussi un autre moyen que nous voulons essayer depuis longtemps et qui peut agir selon son intensité comme antiseptique sur le système nerveux : c'est le courant électrique qu'on peut utiliser jusqu'à la destruction même des tissus et spécialement du tissu nerveux par l'électro-cautère.

Voici, du reste, au sujet des antiseptiques, ce que l'expérimentation m'a déjà permis de constater.

J'ai dilué de la moelle rabique avec un cristal de chloral

(1) Depuis cette communication j'ai reçu la nouvelle que les trois lapins sous les méninges desquels j'avais inoculé le bulbe de cet animal, sont morts de rage paralytique. N'y aurait-il pas là un de ces faits si intéressants de microbisme latent dont a tant parlé notre savant maître le professeur Verneuil, faits qu'on retrouve pour le charbon, microbisme qui éclate sous l'influence d'une perturbation quelconque ?

et un peu d'eau stérilisée. Il s'est formé une véritable émulsion comme du blanc d'œuf battu. Évidemment, le tissu nerveux subit là une altération chimique qui a pour effet le dégagement d'un gaz, qu'il sera intéressant de définir. Cette émulsion, je l'ai introduite sous la conjonctive; or, ce virus chloral n'a jamais déterminé la rage.

J'ai fait la même opération avec de l'essence de tanaisie pure. Même résultat.

Avec de l'alcool phéniqué ou simplement avec de l'alcool à 90°, pas plus de rage que dans les cas précédents.

Il y a donc des antiseptiques du virus rabique qui détruisent entièrement sa puissance virulente, et pour cela il leur suffit de pouvoir atteindre l'élément rabique.

Donc il faut chercher ces antiseptiques et, parmi eux, ceux qui agissent en désorganisant le tissu nerveux le plus profondément et qui agissent, dans ce cas, plus sûrement sur le ferment. Il saute aux yeux que si l'on pouvait découvrir une substance qui, placée sur la plaie, ou injectée dans les environs, empêcherait la rage, employée trois heures seulement après la morsure, et que cette substance se trouverait chez les pharmaciens, nous n'aurions plus besoin de toutes ces méthodes de prophylaxie que nous avons instituées si péniblement.

C'est donc, à mon avis, la voie la plus fructueuse et celle dans laquelle tous les chercheurs doivent entrer.

C'est pour cela que j'ai déjà commencé à agir dans ce sens et que je fais mes injections préventives de chloral ou d'essence de tanaisie, substances que j'ai démontrées, à fortes doses, antiseptiques, dans le *département de la piqûre inoculatrice* pour détruire tout d'abord les ferments rabiques qui pourraient s'y trouver. Mes premiers essais sont, je dois le dire, fort encourageants, car il m'a semblé augmenter par ce procédé la proportion de mes succès.

DIXIÈME COMMUNICATION

Du poison rabique

COMMUNICATION LUE A L'ACADÉMIE DE MÉDECINE

(Séance du 8 mai 1888).

L'année dernière, j'ai parlé de la rage tanacétique ou simili-rage non virulente, de ses rapports avec la vraie rage, de la prévention des deux par le chloral et surtout de la vaccination anti-rabique avant inoculation avec l'essence de tanaisie, faits que j'ai contrôlés cette année sur une assez grande échelle et d'une importance capitale puisqu'ils m'ont amené à la découverte du *vaccin chimique* dosable et à celle des *médicaments*, des *leucomaïnes-vaccins*.

Je disais qu'« à défaut de ces sortes de leucomaïnes végétales que constituaient l'essence de tanaisie pour la rage, la strychnine pour le tétanos, il faudrait aller dans les centres de fermentation eux-mêmes isoler les leucomaïnes animales comme les Allemands venaient de le faire pour la tétanine, puis les purifier de leurs microbes et s'en servir pour produire l'immunité par habitude au poison, par mithridatisme, immunité qui, ne serait-elle que passagère, aurait toujours au moins une application facile et utile en temps d'épidémie car elle ne pourrait jamais être achetée au prix d'un danger ».

Les récents et importants travaux de MM. Charrin, Roux et Chamberland, Chantemesse et Widal, ont déjà depuis démontré que j'avais pensé juste, et plusieurs maladies virulentes ont trouvé leur vaccin chimique dans ces centres de fermentation dont j'ai parlé.

J'avoue qu'il me tardait, après cela, de m'engager, moi aussi, dans la voie que je venais d'ouvrir.

J'avais à ma disposition le tétanos produit par deux poisons peut-être isomères, l'un tiré du règne végétal, la *strychnine;* l'autre du centre de fermentation lui-même, la *tétanine,* poisons déjà tout isolés, tout cristallisés, et je venais de trouver enfin un tétanique; mais le chloral le guérit. J'avais fait, il est vrai, des essais d'inoculation des produits qui environnaient le point supposé d'entrée du microbe; mais ces essais n'avaient pas abouti.

Je suis donc revenu à la rage; et, dans l'intention de voir si ce poison donnerait l'immunité, j'ai essayé tout d'abord de l'isoler biologiquement.

Des injections de virus rabique dans les veines ou à doses massives sous la peau avaient été infructueuses; j'agissais sur des quantités de substances nerveuses beaucoup trop faibles et sur des animaux beaucoup trop forts.

Les bouillons de douze cerveaux rabiques concentrés en quelques seringues de Pravaz, l'essai toxique de ces bouillons sur de petits animaux et la vaccination avec ces bouillons furent aussi infructueux.

Le poison rabique devait être volatil comme l'essence de tanaisie, et s'évaporait peut-être par l'ébullition. Il pouvait bien se faire aussi qu'il ne fût pas soluble dans l'eau.

Pour le saisir, j'employai donc l'alcool à 90°. Vingt-deux cerveaux de rabiques mis en bouillie macérèrent quarante-huit heures dans l'alcool. Après filtration, j'évaporai à l'air libre, à une température qui n'a jamais dépassé 50°, jusqu'à ce que le liquide ne brûlât plus à la flamme.

J'injectai alors un peu de ce liquide sous la peau d'un petit lapin d'un mois; mais l'injection passant difficilement, à cause des matières albuminoïdes précipitées qui oblitéraient la canule, je fus obligé d'ajouter une très petite quantité d'alcool pour rendre le liquide plus injectable.

J'assistai alors, sur quatre lapins, à une série des phénomènes dont voici la description dans leur ordre d'intensité :

Tout d'abord, course en avant, inconsciente, effrénée, arrêt brusque de l'animal comme devant un objet imaginaire, mouvement de recul (faits signalés déjà avec l'essence de tanaisie), quatre-vingt-seize et cent inspirations par minute, oreilles chaudes à ce moment-là.

Puis, période de paralysie ; il se produit alors un mouvement d'ensellure s'accentuant de plus en plus. La sensibilité paraît soit abolie, soit diminuée dans le train postérieur ; malgré cela, les excitations persistantes la réveillent encore.

Si l'on pique un moment l'animal au niveau des genoux, il se retourne brusquement d'un bond et se défend en essayant de mordre l'instrument qui l'a blessé : la peur, un bruit, produisent aussi de l'excitation ; mais elle n'est que passagère et l'animal retombe dans sa parésie.

Il se traîne sur les pattes de devant ou remue si difficilement celles de derrière, qu'il les pose lentement l'une après l'autre, à la façon d'un éléphant ou d'un crapaud.

Puis arrive une période pendant laquelle l'animal se met en boule ; il est pris à ce moment de mouvements d'oscillation très caractéristiques pour ceux qui ont observé la rage sur le lapin, mouvements qui se terminent quelquefois par une chute sur le côté ; il essaie, mais souvent en vain, de se relever.

Plus tard, la mise en boule s'accentue encore ; le poil est hérissé, la respiration diminue, le refroidissement se prononce, on entend une plainte imperceptible, un petit bruit de craquement de dent ; si à ce moment, on met l'animal sur un plan incliné, il glisse comme un corps inerte ; mis sur le dos, il y reste, et ses pattes, celles de derrière surtout, sont agitées de petits mouvements convulsifs qui existent plus toniques dans les muscles de l'orbite. La pupille qui a d'abord été contractée, est dilatée, les paupières se ferment, et la mort paraît arriver en pleine connaissance.

Deux de nos animaux sont morts ainsi.

A l'autopsie, on trouve un liquide séro-sanguinolent qui tache les narines et les commissures labiales, s'expliquant par la présence dans l'arbre aérien, de concrétions spumeuses sanguinolentes ; des *infarcti* sanguins dans le poumon, sous la plèvre où ils affectent la forme de marbrures congestives ou plutôt hémorrhagiques, une très légère injection du bulbe et des enveloppes du cerveau qui paraissent sains, des débris de plantes vertes et des caillots de caséine dans l'estomac.

Il semble que nous assistons là à des phénomènes bulbo-médullaires qui ressemblent tellement à ceux de la rage et de l'essence de tanaisie, qu'il serait bien difficile de ne pas les rapprocher.

Or nous n'avons examiné ces faits que sur quatre sujets, et bien des symptômes ont dû nous échapper.

Un détail des plus remarquables, et dont l'importance n'échappera à personne, car il a été observé sans aucune prévention par ceux qui assistaient à nos expériences, c'est l'odeur très nette, *la sève* de l'essence de tanaisie que présente sous l'influence de la chaleur le liquide que nous injectons.

Comment en présence de pareils résultats, ne pas conclure à l'isolement biologique au moins du *poison rabique* qu'il sera si intéressant d'étudier. Malheureusement il faut tant de cerveaux rabiques pour obtenir cette substance que son étude ne deviendra possible et facile que le jour où l'on aura pu faire des cultures en dehors de l'organisme sur de grandes quantités de matières cérébrales de veau, de bœuf, ou de tous autres animaux.

Disons que nous avons fait des essais dans ce sens, mais que jusqu'ici notre mauvaise installation les a rendus infructueux.

Dans tous les cas, il sera intéressant d'inoculer tout d'abord nos deux lapins survivants pour savoir s'ils seront réfractaires à la rage.

Cette communication devait être faite à l'Institut par M. Brown-Séquard vers le milieu du mois d'avril dernier, mais notre excellent maître nous fit très judicieusement remarquer que nous n'avions pas fait de contre-expérience avec des cerveaux de lapins sains. Depuis notre séjour à Paris nous avons dans le laboratoire de M. Trasbot comblé cette lacune et nous avons fait, sur vingt-deux cerveaux de lapins non enragés, la contre-épreuve. La substance retirée par le procédé déjà indiqué a été injectée hier, dans les veines d'abord, sous la peau ensuite, d'un lapin d'un mois, à dose double et triple même que celle de la première expérience, ainsi que sur un lapin de dix jours : les deux animaux n'ont eu aucun des symptômes immédiats signalés précédemment et sont encore vivants vingt-quatre heures après (1).

Mais si la substance retirée de 22 cerveaux de lapins enragés tue avec des symptômes rabiques, et que celle retirée de 22 cerveaux de lapins non enragés ne tue pas, la rage apporte donc dans le cerveau des enragés un élément toxique, un poison manifeste, et si maintenant cette substance, ce poison a l'odeur du poison végétal qui, lui aussi, produit des symptômes rabiques très évidents, ne doit-on pas supposer, jusqu'à preuve du contraire, que nous avons isoler là biologiquement au moins le poison rabique.

(1) Le petit lapin a vécu trois jours et, comme il était séparé de la mère, il est mort de faim ; l'autre vit toujours.

CONCLUSIONS

DES VACCINS CHIMIQUES

Il résulte donc de nos recherches tout d'abord, de celles de MM. Charrin, Roux et Chamberland, Chantemesse et Widal ensuite, qu'il existe en dehors de l'élément contage des substances chimiques qui déterminent l'immunité.

Ces substances peuvent être produites soit par le contage lui-même, se développant dans un organisme vivant, ou bien dans un autre milieu favorable, ou elles peuvent être retirées toutes formées du règne végétal, et dans ce cas elles se rapprochent chimiquement des produits animaux. Dans les deux cas, elles constituent ce que nous avons appelé des *vaccins chimiques dosables, des médicaments, des leucomaïnes-vaccins*.

C'est par habitude toxique, par gymnastique fonctionnelle, par mithridatisme autrement dit par accommodation de l'organisme à leur présence, que ces substances déterminent l'immunité.

Ces faits ne diffèrent en rien de ceux que l'on observe chez les fumeurs, les mangeurs d'opium ou d'arsenic, ceux qui s'habituent à l'alcool. Telle dose qui aurait été toxique pour les organes de l'individu non habitué n'a plus d'action nocive immédiate sur le fonctionnement des organes de l'habitué. Les simples faits d'acclimatement rentrent d'ailleurs dans cette catégorie.

Au reste ces faits sont bien moins nouveaux qu'on ne le pense et si la vaccination par des produits chimiques *contre les virus* est le résultat de nos dernières recherches, la vaccination par ces mêmes produits chimiques *contre les venins* est aussi vieille que le monde.

Je ne peux résister au désir de raconter un fait que presque tous les Américains connaissent.

Il existe dans les États de la Colombie, dans le Choco, un oiseau qui se nourrit de serpents venimeux : pour se mettre à l'abri des morsures de ces animaux pendant les combats qu'il leur livre, il mange, paraît-il, d'une plante qui aurait la singulière propriété de le vacciner contre le venin de ces reptiles. Cette plante porte le nom de l'oiseau en question, elle est fort connue, c'est le huaco ou guaco.

C'est de cette légende très répandue, paraît-il, en Amérique, qu'est née cette coutume qu'ont les indigènes de se servir de cette même plante soit en la mâchant, pour en avaler le suc, soit en mettant ce dernier dans des incisions qu'ils se font à la peau, véritables inoculations qui les préservent, paraît-il, de la morsure des serpents venimeux.

Scientifiquement ces faits d'immunité auraient été constatés par Mutis de Santa-Fé, par Humbold et Bompland.

Il existe du reste une autre plante, le cédron, qui aurait les mêmes propriétés. Et ici c'est au Muséum d'histoire naturelle de Paris que ces faits auraient été vérifiés. (Viaud-Grandmarais, *Dictionnaire des sciences médicales*, Dechambre, art. *Serpent.*

Il serait intéressant de savoir si de ces deux plantes on ne retirerait pas une véritable leucomaïne végétale ou une huile essentielle quelconque dont les propriétés toxiques se rapprocheraient de celles de cette leucomaïne animale qui semble constituer le venin du serpent.

La dernière question qui se présente à nous dans l'étude du vaccin chimique est celle-ci. Dans quelle mesure existera l'immunité par ce vaccin ?

Nous ne pouvons rien préjuger sur ce point ; l'expérience seule évidemment dégagera ici la vérité des faits. Néanmoins il est à supposer qu'il faudra revenir fréquemment à la vaccination pour produire le plus possible et le plus loin possible l'habitude toxique. Les règles de cette vaccination ne sont certainement pas invariables. Car il est des organismes qui supportent plus ou moins les poisons, et dans ce cas l'habitude chez eux à une certaine dose sera plus ou moins difficile et longue à obtenir.

Quand on aura affaire à des affections dont la période d'incubation sera courte, il me paraît bien difficile qu'on puisse vacciner après inoculation; car aurait-on le temps de produire l'habitude avant que le poison de la maladie soit assez abondant pour prévenir cette accoutumance et tuer le sujet ?

Il faut encore, comme je l'ai dit, déterminer cette habitude non seulement sans phénomènes toxiques, mais même sans phénomènes perturbateurs; car autrement l'évolution de la maladie viendrait recevoir un coup de fouet, et l'organisme serait plus rapidement empoisonné.

C'est au moins ce qui semble ressortir de nos expériences sur la rage. C'est donc avec des doses et sur des animaux aussi physiologiques que possible que devront être répétées ces expériences *après inoculation*. Quant aux expériences faites *avant inoculation*, il est plus possible de se mettre à l'abri de cet échec, car on peut mettre tout le temps nécessaire pour obtenir progressivement et sans troubles sérieux, l'habitude toxique. Si l'état physiologique n'était pas parfait à la suite de l'administration du vaccin chimique, il faudrait tout simplement attendre, voilà tout, avant d'inoculer.

Ce que nous recommandons surtout, c'est qu'on songe toujours que, pour produire l'immunité, il faut que le poison de la maladie puisse être toléré par le sujet en quantité suffisante pour qu'il puisse tuer les ferments qui l'ont produit, sans que, pendant ce temps, rien ne vienne troubler sérieusement le fonctionnement des organes et déterminer ainsi l'accumulation et la toxicité.

TABLE DES MATIÈRES

PRINCIPALES PUBLICATIONS

DE L'AUTEUR.

---

1. **De la régénération des tissus cartilagineux et osseux.** — Paris, Victor Masson et fils, 1869. — Récompensé par l'Institut de France (épuisé).

2. **Des propriétés biologiques de deux isomères, le camphre du Japon et l'essence d'absinthe ; leur influence sur la glycogénie. Loi sur l'isomérie biologique.** — Comptes rendus du *Bordeaux-Médical*, 1872, de la Société médico-chirurgicale et du Congrès de l'Association française pour l'avancement des sciences, même année.

3. **De l'action caustique, vésicante et rubéfiante du chloral, ses applications à la thérapeutique, expériences, vésicatoire au chloral.** — Comptes rendus de la Société de Médecine et de Chirurgie de Bordeaux, 1876. Discussion, même année.

4. **Recherches sur l'essence de tanaisie ; de la production de la rage artificielle par cette essence : action préventive des accès rabiques par l'injection intraveineuse de chloral.** — Communication à la Société médico-chirurgicale de Bordeaux, 1872, à la Société de Biologie en 1876. Mémoire publié par la *Tribune médicale*, année 1879, imprimerie Victor Goupy et Jourdan, Paris, même année.

5. **Des propriétés révulsives du chloral, nouvelles expériences.** — Mémoire publié dans le *Bulletin de thérapeutique*, année 1878.

6. **Des propriétés caustiques du bromure de potassium ; de son emploi comme médicament externe.** — Association française pour l'avancement des sciences. (Congrès de Clermond-Ferrand, 1876.)

7. **De la détermination de la mort réelle par le caustique de Vienne.** — Société de Médecine de Bordeaux. (*Journal de Médecine de Bordeaux*.) Mémoire récompensé par l'Institut de France (Concours quinquennal du prix Dusgates), 1881, paru dans les Annales de médecine thermale, année 1886.

8. **De la thermothérapie, du thermothérape ou couveuse humaine. Son application à l'éducation physique des enfants nés avant terme et à la thérapeutique des maladies.** — Comptes rendus de la Société de médecine et de chirurgie de Bordeaux, séance du 4 juillet 1879.

9. **De l'emploi local et des propriétés caustiques du bromure de potassium contre la diphtérite des plaies et de la gorge.** — Société de Médecine de Bordeaux. (*Journal de Médecine de Bordeaux*, 1879.) Mémoire présenté à la Société de Thérapeutique de Paris, 1879. — Doin, éditeur, 1880.

10. **Note sur une nouvelle méthode pour l'emploi du chloroforme dans l'anesthésie chirurgicale.** (Extrait du *Journal de Médecine de Bordeaux*.) — Imprimerie Gounouilhou, 1883.

11. **Études expérimentales sur la composition de l'air de Vichy.** — Communication à la Société d'Hygiène de Vichy du 10 août 1884. Imprimerie Gounouilhou, Bordeaux, 1885.

12. **Dosage de l'hydrogène sulfuré dans les Sources et de l'acide carbonique dans l'air de Vichy.** — Nouvelles recherches communiquées à la Société française d'Hygiène, le 7 février 1886. Voir *Bulletin*, par Peyraud et Gautrelet.

13. **Cure de Vichy : Nouvelles recherches expérimentales sur la composition et l'action des eaux et de l'air de Vichy**, en collaboration avec Gautrelet. Gr. in-8. Doin, éditeur, Paris, 1886.

14. **De la création des laboratoires thermaux.** Gr. in-8. Doin, 1888. Extrait des *Comptes rendus du Congrès de Biarritz*, 1886.

15. **De l'application de l'assurance-vie à la garantie absolue du capital ou de l'intérêt, ou capitalisation immédiate du travail et de l'intelligence. De l'assurance contre la faillite**, 1879. Paris, Guillaumin et Fér et, éditeurs, 1880.

Paris. — Impr. G. Rougier et Cie, 1, rue Cassette.

www.ingramcontent.com/pod-product-compliance
Ingram Content Group UK Ltd.
Pitfield, Milton Keynes, MK11 3LW, UK
UKHW020414230726
13925UKWH00004B/1419